Da Liu · T'ai Chi Ch'uan und Meditation

HEINRICH HUGENDUBEL VERLAG

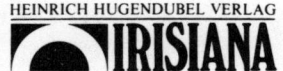

DA LIU

T'AI CHI CH'UAN UND MEDITATION

HUGENDUBEL

Aus dem Amerikanischen von Gabriele Kuby
Die Originalausgabe erschien unter dem Titel
T'ai Chi Ch'uan and Meditation
bei Schocken Books

CIP-Titelaufnahme der Deutschen Bibliothek
Liu, Da:
T'ai-chi und Meditation : Einführung in die Praxis / Da Liu.
Aus. d. Amerikan. von Gabriele Kuby. – München :
Hugendubel, 1989
(Irisiana)
ISBN 3-88034-445-0

Umschlaggestaltung: Dieter Zembsch, München
Produktion: Tillmann Roeder, München
Satz: Hesz Satz, Augsburg
Druck und Bindung: Wiener Verlag, Himberg bei Wien

ISBN 3-88034-445-0

Printed in Austria

Inhalt

Vorwort

In meinem Buch *T'ai Chi Ch'uan und I Ching*[1] erörterte ich kurz die Beziehung zwischen T'ai Chi Ch'uan und Meditation. Seit Erscheinen des Buches habe ich viele Briefe von Lesern bekommen, die an diesem Thema interessiert sind. Manche möchten, daß der Zusammenhang zwischen T'ai Chi-Übungen und Meditation ausführlicher behandelt wird, andere bezweifeln, daß diese beiden Disziplinen gemeinsam geübt werden könnten. Auf letztere Position möchte ich näher eingehen.

Jene, die meinen, T'ai Chi Ch'uan und Meditation seien unvereinbar, scheinen nicht zu wissen, daß das Übungssystem des T'ai Chi ursprünglich von dem taoistischen Meister Chang San-feng entwickelt wurde – eine Disziplin, die der Meditation unterstützend zur Seite stehen sollte. Vor allem ist ihnen nicht bewußt, daß beide Disziplinen aus der selben Quelle stammen, nämlich dem *I Ging*, dem Buch der Wandlungen, und auf dem Yin-Yang-Prinzip beruhen. Obwohl der Aspekt der Selbstverteidigung beim T'ai Chi Ch'uan nicht vernachlässigt werden darf, handelt es sich im Grunde um einen Weg, wie man mit den fundamentalen Kräften des Universums – dem Yin und dem Yang – in Übereinstimmung kommen kann, um Gesundheit, Langlebigkeit und inneren Frieden zu erlangen. T'ai Chi Ch'uan zielt also auf das gleiche Ergebnis wie Meditation – auf einem komplementären Weg.

Ich bin überzeugt, daß man aus der Meditation oder dem T'ai Chi Ch'uan nur dann den vollen Nutzen ziehen kann, wenn man sich die philosophische Perspektive zu eigen macht, unter der beide als zwei Aspekte des selben Prozesses erscheinen. Dieses Buch enthält deswegen nicht nur praktische Anleitungen zur Meditation und Körperübung, sondern auch eine Erklärung der

---

[1] Zitiert in Fung Yu-lan, *A History of Chinese Philosophy*, übers. v. Derk Bodde, Bd. 2, S. 435. Princeton University Press, Princeton, N. J. 1953.

zugrunde liegenden Theorie; sie wird es dem Leser ermöglichen, tiefer in die Techniken einzudringen. Das vorliegende Buch ist eine Fortsetzung und Weiterentwicklung meines oben erwähnten ersten Buches. Da darin die T'ai Chi Ch'uan-Formen im einzelnen beschrieben sind, braucht dies hier nicht wiederholt zu werden. Ich habe dennoch einige wichtige Bewegungen ausgewählt, um zu zeigen, in welcher Beziehung die äußere Bewegung zur inneren Bewegung des *ch'i* steht und inwiefern dadurch die Meditation unterstützt wird.

Zu den philosophischen Quellen, auf die in diesem Buch Bezug genommen wird, gehören nicht nur das *I Ging*, sondern auch die Diagramme, die als *T'ai Chi T'u* bekannt sind und die dazu gehörigen Kommentare der neokonfuzianischen Philosophen der Sung-Dynastie. Diese Diagramme und Kommentare enthalten eine direktere und klarere Darstellung der Theorie als das *I Ging*.

Viele taoistische Meister haben betont, wie wichtig es ist, die Meditationspraxis mit körperlichen Übungen zu verbinden. Chao Pi Ch'en, Autor von *Taoist Yoga*, einer umfassenden Darstellung der Methoden taoistischer Meditation, betont, daß die Meditationspraxis durch Körperübungen ergänzt werden sollte, denn dadurch würde der Körper gestärkt und die inneren Zentren könnten sich leichter öffnen als durch Meditation allein. Auch andere Meister halten die Kombination von Meditation und Körperübung, wie T'ai Chi Ch'uan, für besonders wirksam. Dazu gehört der berühmte Li Ch'ing Yuen, von dem es heißt, er sei 250 Jahre alt geworden (1678–1930), der bekannte Meister Li Shou Ch'ian, der über neunzig Jahre alt wurde, und der heutige Meister Wang Huai Mien, der mit seinen 85 Jahren nach wie vor T'ai Chi Ch'uan und Meditation praktiziert und unterrichtet.

Meine eigene Auffassung über den Zusammenhang von T'ai Chi Ch'uan und Meditation ist nicht von den Klassikern oder Zeugnissen anderer übernommen. Dieses Buch ist nicht das Ergebnis von Lektüre oder intellektueller Forschung. Vielmehr ist es die Frucht meiner eigenen fünfzigjährigen Praxis und Lehre dieser Disziplinen. Mein Ziel ist es, zu zeigen, daß T'ai Chi Ch'uan auf seiner höchsten Ebene das gleiche Ziel hat wie Meditation, und die Beziehung zwischen beiden detailliert zu beschreiben und praktisch einsichtig zu machen.

Einführung

Die Theorie und Praxis von Körperübung und Meditation gehören von alters her zur chinesischen Kultur. Ihre Ursprünge liegen in vorgeschichtlicher Zeit, und so müssen Berichte, wer sie wann entwickelt hat, als legendär betrachtet werden. Laut einer alten Tradition soll Huang Ti, der sogenannte Gelbe Kaiser, dessen Herrschaft um 2700 v. Chr. begann, eine Übungsform namens Tao Yin praktiziert haben, mit dem Ziel, sein Leben zu verlängern. Das Wort *Tao* heißt »leiten« und *Yin* heißt »lenken«. Diese Begriffe geben einen Hinweis auf die Funktionsweise der Übung: Durch die Bewegung der Glieder wird der Blutkreislauf so geleitet, daß das Gewebe des ganzen Körpers gereinigt und regeneriert wird. Die Bewegungen lenken den Atem in die Lungen hinein und wieder hinaus, so daß zusätzlich Sauerstoff aufgenommen wird, um den Körper mit Energie zu versorgen und die Giftstoffe gründlicher auszuatmen. Bewegung ist also die Grundlage einer Disziplin, welche die automatischen Körperprozesse so lenkt und leitet, daß das Wohlbefinden gesteigert wird. Natürlich hat nicht jede Art von Bewegung diese Wirkung. Es ist bemerkenswert, daß in der chinesischen Zivilisation dieses Geheimnis schon in vorgeschichtlichen Zeiten entdeckt und verstanden wurde.

Das Wesentliche in der Praxis von Tao Yin war die Verbindung der Gliederbewegung mit der Atmung. Gerade durch dieses Zusammenspiel ist die Übung so gesundheitsfördernd. Die Übungen von Huang Ti waren auch als T'u Na bekannt. Das Wort *t'u* bedeutet »ausatmen« und *na* bedeutet »einatmen«.

Es heißt, daß Huang Ti einmal in die K'ung Tung Berge ging, wo er dem unsterblichen Weisen Kuang Cheng-tze begegnete. Um seine Lebenskraft zu bewahren, sollte er, so riet ihm der Meister, seine Leidenschaften und Gefühle nicht gedankenlos entzünden und oft ruhig sitzen und seinen Geist beruhigen. Das erstaunliche Leben von Huang Ti ist wohl darauf zurückzuführen, daß er diesen Rat befolgte: Er hatte über hundert Frauen. Schließlich wurde er ein Unsterblicher und ritt auf dem Rücken eines Drachen zum Himmel. Als ihn die Menschen wegreiten sahen, riefen sie ihm nach, er möge bleiben, denn sie liebten ihn sehr und wollten ihn nicht gehen lassen. Als letztes Geschenk an sie ließ Huang Ti seine Schuhe fallen. Noch heute gibt es in der Shanxi Provinz ein Grabmal, in dem diese Schuhe angeblich bewahrt werden.

Die Übungen von Huang Ti waren Vorläufer der taoistischen Meditation und des T'ai Chi Ch'uan. Sie haben sich zu seiner Zeit allerdings nicht verbreitet, denn er soll versucht haben, sie geheim zu halten. Erst viel später kam der Taoismus zur Blüte, wie wir im ersten Kapitel sehen werden.

Die Theorie hinter diesen Übungen gründet sich letztlich auf das Tao, die Einheit von Gegensätzen, diesem grundlegenden Prinzip der taoistischen Philosophie. Die zwei gegensätzlichen Manifestationen des Tao, genannt Yin und Yang, haben universale Bedeutung und bestimmen den Kosmos ebenso wie die Funktion des menschlichen Körpers. Im kosmischen Maßstab gilt der Himmel als yang und die Erde als yin. Der Tag ist yang, die Nacht ist yin. Schönes, klares Wetter ist yang; trübes, stürmisches Wetter ist yin. In der Welt der Lebewesen ist das Männliche yang, das Weibliche yin. Der Geist ist yang, der Körper yin. Auch die Körperteile und ihre Funktion können Yin und Yang zugeordnet werden. Im Kreislaufsystem sind die Arterien yang, die Venen yin. Bei der Atmung ist das Ausatmen yang, das Einatmen yin. In der menschlichen Tätigkeit ist Bewegung yang und Ruhe yin.

Eine systematische Beschreibung der Beziehungen zwischen Yin und Yang findet sich in den Hexagrammen des *I Ging*, dem ältesten und wichtigsten Buch der chinesischen Philosophie. Die Hexagramme dürften zwei Jahrhunderte vor der Zeit von Huang Ti entstanden sein. Es wird kaum bezweifelt, daß seine Übungen, in denen Bewegung und Ruhe und das Ein- und Ausatmen zum Ausgleich kommen, eine direkte Anwendung des Yin-Yang-Prinzips darstellen.

Dieses Prinzip liegt der chinesischen Auffassung von Krankheit und Gesundheit seit alters her zugrunde. Gute Gesundheit erfordert, daß die Yin- und Yangkräfte im Körper im Gleichgewicht sind. Wenn eine von beiden das Übergewicht hat, dann führt das zur Krankheit. Es ist das Ziel der Heilkunst, ob sie nun mit

Akupunktur oder Heilkräutern arbeitet, die Quelle des Ungleichgewichts ausfindig zu machen und die Kräfte wieder ins rechte Verhältnis zu bringen. Die taoistische Philosophie, auf der das T'ai Chi Ch'uan und die Meditation beruhen, hat jedoch eine etwas komplexere Vorstellung von der Beziehung zwischen Yin und Yang im Körper. Der Taoismus leugnet nicht, daß zur Verhütung von Krankheit ein gewisses Gleichgewicht zwischen diesen Kräften bestehen muß; aber es ist das Ziel der Meditation, das Yang stark zu erhöhen und das Yin zu reduzieren. Eine Grundüberzeugung der taoistischen Philosophie besteht darin, daß Menschen deswegen alt und krank werden und schließlich sterben, weil die sexuelle Energie erschöpft ist; dabei ist die Fortpflanzung nur ein Aspekt der Erhaltung des Lebens und der Schöpferkraft. Solange wir jung sind, erzeugt unsere sexuelle Aktivität natürlicherweise eine machtvolle Energie, die alle Aspekte unseres Lebens durchdringt, sowohl die körperlichen als auch die geistigen. Diese Energie wird durch die Produktion der Sexualflüssigkeiten erzeugt, dem Sperma beim Mann und dem Menstruationssekret der Frau. Beide Substanzen sind yang. Mit zunehmendem Alter produziert der Körper weniger von diesen Essenzen, womit die natürliche Quelle dieser Energie allmählich versiegt. Die Sexualessenzen kann man wie den Treibstoff einer Maschine betrachten. Wenn kein Treibstoff mehr da ist, kann die Maschine nicht mehr arbeiten. Der Energieverlust im Alter ist aber nicht unausweichlich. Der taoistischen Philosophie war es schon immer ein Anliegen, die Frage zu klären, wie diese Energie erneuert und erhalten werden kann, um das Leben zu verlängern und die schöpferische Kraft zu erhalten. Die Methoden der taoistischen Meditation geben eine Antwort auf diese Frage: Durch die Verbindung von Bewegung, Atem und geistiger Konzentration werden die Substanzen gereinigt und das Yang aus ihnen destilliert; diese reine Lebensenergie wird über die acht Bahnen in jede Körperzelle transportiert.

Folgt man den klassischen taoistischen Abhandlungen, so besteht das letztendliche Ziel dieser Methoden in nichts Geringerem als physischer Unsterblichkeit. Seit langer Zeit herrscht im Taoismus die Überzeugung, daß dies tatsächlich möglich ist. Natürlich muß man wahrhaft außergewöhnlich sein, ein Mensch von der Größe eines Huang Ti, um dies zu verwirklichen. Auf jeden Fall hat sich das regelmäßige Üben dieser Methoden als ein Mittel erwiesen, Langlebigkeit, gute Gesundheit, Vitalität, geistige Wachheit und Kreativität in einem Maß zu erzeugen, das weit über den Erfahrungen der Durchschnittsmenschen liegt. Ohne Zweifel kann die Sexualpotenz erheblich verstärkt und verlängert werden, was ich in einem späteren Kapitel noch im einzelnen erläutern werde.

Damit die Übungen ihre ganze Kraft entfalten können, ist es notwendig, die Prinzipien zu verstehen, auf denen sie beruhen. Deswegen will dieses Buch nicht nur die Meditationsmethoden darstellen, sondern auch die taoistische Philosophie erklären, auf die sie sich gründen. Dazu gehört die Einsicht, daß sich Übungen wie T'ai Chi Ch'uan und Meditation ergänzen. Es vollzieht sich dadurch eine Verschränkung der gegensätzlichen Kräfte Yin und Yang. Diese Beziehung wird in dem berühmtem Diagramm dargestellt, das als T'ai Chi T'u bekannt ist (Diagramm des Höchsten Letzten). Es besteht aus einem Kreis, der zwei fischähnliche Figuren umschließt, die eine schwarz, die andere weiß. Der schwarze Fisch, der Ruhe symbolisiert, heißt »das große Yin«, und der weiße Fisch, der Bewegung symbolisiert, heißt »das große Yang«. Jede Figur hat in ihrem Innern einen kleineren Kreis der gegensätzlichen Farbe, den man als Fischauge betrachten kann. Der schwarze Kreis in der weißen Figur heißt »das kleine Yin« und der weiße Kreis in der schwarzen Figur heißt »das kleine Yang«. Die kleinen Kreise deuten an, daß jede der beiden Kräfte, Yin und Yang, ihr Gegenteil in sich enthält und fortwährend aus ihrem Gegenteil erzeugt wird, in einem Kreislauf ohne Übergang und Ende. Im Verhältnis von Bewegung und Ruhe bei der Übung von T'ai Chi Ch'uan und Meditation soll sich der dynamische Ausgleich zwischen Yin und Yang wiederspiegeln, so wie er in diesem Bild zu sehen ist. T'ai Chi Ch'uan – eine Bewegungsform – ist yang, der weiße Fisch. Meditation, bei der man ruhig steht oder sitzt, ist yin – der schwarze Fisch. Bei dieser Unterscheidung werden aber nur die äußerlichen Unterschiede in Betracht gezogen. Um die T'ai Chi Ch'uan-Übung korrekt auszuführen, muß man innerlich ganz ausgeglichen und ruhig sein, während man außen sichtbare Bewegungen ausführt. Umgekehrt lenkt der Meditierende mit Hilfe seines Atems und geistiger Konzentration die Lebensenergie durch die Bahnen, während er äußerlich ruhig ist. Den inneren Aspekt beider Übungen bildet also jeweils das Gegenteil vom äußeren, so wie das große Yang das kleine Yin enthält und umgekehrt.

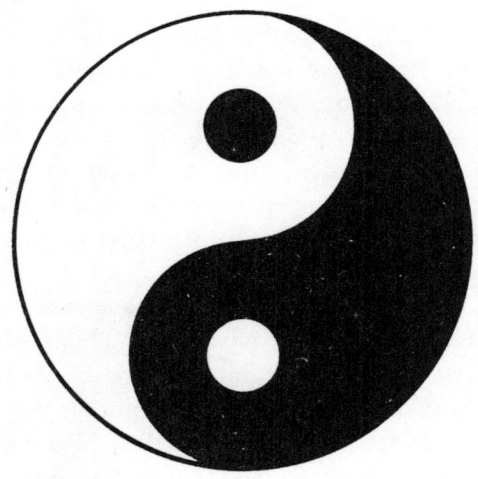

Betrachtet man das Bild noch von einer anderen Seite, so sieht man darin auch, wie Körperübung und Meditation im Wechsel auseinander hervorwachsen. Die T'ai Chi Ch'uan-Bewegungen erzeugen mehr und mehr Energie und Vitalität und verstärken somit die Yangseite der Waagschale. Wenn das Yang einen sehr hohen Punkt erreicht hat, erzeugt es das Bedürfnis, still zu sitzen und die Energie zur Ruhe kommen zu lassen. Das geschieht durch Meditation, die einen sehr friedvollen Zustand herstellt und die Yinseite verstärkt. Wenn das Yin einen hohen Punkt erreicht, erzeugt es wiederum die Notwendigkeit, das Yang zu stärken. Auf diese Weise kann man durch abwechselnde Übung dieser beiden gegensätzlichen Methoden sehr positive Wirkungen erzielen, insbesondere Langlebigkeit. Sie wird also durch ein kreisförmiges Alternieren zwischen Yin- und Yangaktivitäten erreicht und beruht damit auf einem fundamentalen Prinzip der taoistischen Philosophie. Chou Tun-i (1017–1073), der große neokonfuzianische Philosoph der Sung-Dynastie, drückt das Prinzip in seiner Abhandlung *T'ai chi t'u shuo* (Erklärung des Diagramms der Höchsten Letzten) folgendermaßen aus:

Das Höchste Letzte erzeugt durch Bewegung Yang. Dieser Bewegung, hat sie erst ihre Grenze erreicht, folgt Ruhe, und in dieser Ruhe entsteht Yin. Wenn die Ruhe ihre Grenze erreicht hat, kehrt Bewegung wieder. So werden Bewegung und Ruhe im Wechsel einander zur Quelle. Die Unterscheidung zwischen Yin und Yang tritt hervor und ihre zwei Formen offenbaren sich.[1]

Diese Theorie des stetigen Wechsels zwischen Yin und Yang stimmt mit den Prinzipien von T'ai Chi Ch'uan und Meditation überein. Nachdem man T'ai Chi Ch'uan lang geübt hat, sollte man zur Ruhe kommen und meditieren. Ist man durch die Meditation ganz ruhig geworden, dann sollte man noch einmal zu den T'ai Chi Ch'uan-Bewegungen zurückkehren, um den Kreislauf anzuregen, die Energie wieder in Schwung zu bringen und den Geist zu entspannen.

Ich werde in einem späteren Kapitel näher auf die Philosophie von Chou Tun-i und anderer taoistischer Philosophen eingehen; dabei wird klarer werden, was mit den zwei Formen von Yin und Yang gemeint ist. Das Prinzip ist weit älter als die Schriften von Chou Tun-i, es findet sich im *I Ging* selbst. Wie der Gelehrte des siebzehnten Jahrhunderts, Wang Ch'uan-shan, sagt, spricht das *I Ging* niemals von »Geburt und Zerstörung«, sondern nur von »Werden und Vergehn«.[2] Der Text des *I Ging* deutet auf das gleiche Prinzip hin im Kommentar zum Hexagramm 32 (Die Dauer):»Dauer bedeutet das Langewährende. Das Starke ist oben, das Schwache unten . . . Sanft und bewegt. Die Starken und Schwachen entsprechen einander alle: das bedeutet Dauer.«[3] Die Worte *stark* und *bewegt* symbolisieren Körperübung, *schwach* und *sanft* symbolisieren Meditation. Zusammen erzeugen sie Dauer, das heißt Langlebigkeit.

---

[1] Zitiert in Fung Yu-lan, *A History of Chinese Philosophy,* übers. v. Derk Bodde, Bd. 2, S. 435. Princeton University Press, Princeton, N. J. 1953.

[2] Siehe Joseph Neddham, *Science and Civilization in China,* Bd. 2. Cambridge University Press, Chambridge 1956.

[3] *I Ging, Das Buch der Wandlungen,* übers. von Richard Wilhelm, S. 489. Diederichs Verlag, Düsseldorf, Köln 1972. Alle weiteren *I Ging*-Zitate stammen aus dieser Ausgabe.

KAPITEL EINS

Die Geschichte der Meditation und Körperübung in China

Die Praxis der Meditation hat in China in vorgeschichtlichen Zeiten begonnen. Das ihr zugrunde liegende Prinzip kann man im *I Ging* finden, das vor dreitausend Jahren geschrieben wurde – mindestens zwei Jahrhunderte vor dem legendären Huang Ti. Mehrere Hexagramme des *I Ging*, die es schon in früheren Zeiten gegeben hat, veranschaulichen die Übung der Meditation und die Wirkungen auf den Körper. Ein Beispiel ist Hexagramm 5, Hsü (Das Warten). Das chinesische Schriftzeichen für dieses Hexagramm zeigt eine Person, die sitzend meditiert. Der Text, insbesondere das Urteil, bezieht sich auf den Fluß der Lebensenergie durch die verschiedenen Leitbahnen – ein Prozeß, der sich in der Meditation vollzieht.

5. Hsü/Das Warten
(Die Ernährung)

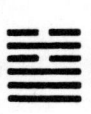 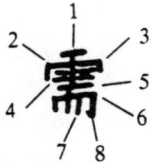

Viele der Hexagramme im *I Ging* enthalten Hinweise auf die Meditation. Von besonderer Bedeutung ist das Hexagramm 5. Es symbolisiert den Prozeß der Meditation nicht nur im Kommentar zur Entscheidung, zum Bild und zu den einzelnen Linien, sondern auch in der Form des chinesischen Schriftzeichens: Die einzelnen Striche stellen einen Meditierenden dar. Der erste Strich symbolisiert den Kopf, der zweite und dritte Strich die Schultern und Arme, der vierte und fünfte Strich das Rückgrat und die Rippen, der sechste und siebte die Bank, auf welcher der Meditierende sitzt, und der achte die Beine.

Der Kommentar zur Entscheidung formuliert das allgemeine Prinzip des Meditationsprozesses. »Warten heißt sich zurückhalten«; dies bedeutet, daß man das *ch'i* reifen lassen muß, bis es stark genug ist, um nach oben zu steigen. »Gefahr ist vorn« warnt den Meditierenden vor üblen Folgen, wenn Meditation falsch betrieben wird.

Für jene, die sich konzentrieren und innere Ruhe in der Meditation bewahren, sagt der Kommentar: »Wenn du wahrhaftig bist, so hast du Licht und Gelingen. Beharrlichkeit bringt Heil.« Hsü hat noch eine zweite Bedeutung: Ernährung. Das ist von besonderem Belang, denn der Große Kreislauf (der später erläutert wird) ist ein Prozeß höherer Ernährung.

Der Kommentar zum Bild von Hexagramm 5 offenbart den ganzen Meditationsprozeß. »Wolken steigen am Himmel auf« symbolisiert das Aufsteigen der Energie im Meditierenden bis in den Kopf, wo sie sich in einen speichelartigen Nektar verwandelt (angedeutet in dem Satz »So ißt und trinkt der Edle«) und wieder in den Unterleib zurückfließt. »Günstig ist es, das große Wasser zu durchqueren« ist ein Hinweis auf das Überqueren des großen Wassers des Unterleibs und des Mundes.

Zusätzlich gibt jede Linie einen Hinweis auf die verschiedenen Stadien der Meditation, die einander folgen. Die erste Linie heißt, »Warten auf dem Anger«; damit ist der Unterleib gemeint, das Feld des Elixiers. Die dritte Linie, »Warten im Schlamm«, ist das *hui-yin,* oder das Tor der Sterblichkeit, womit der Damm gemeint ist. Die vierte Linie sagt: »Warten im Blut. Heraus aus dem Loch.« Hier verwandelt sich *ching* (Sexualessenz) in *ch'i* (Lebensenergie) beim Durchgang durch das *wei-liu,* das Tor des Schwanzes am Steißbein, und fließt durch die Wirbelsäule hinauf in den Kopf. Die fünfte Linie, »Warten bei Wein und Speise«, bezieht sich auf die Verwandlung von *ch'i* in Speichel – von den Taoisten »Wein des langen Lebens« genannt. Der Meditierende schluckt ihn, als tränke er Wein. Die sechste Linie heißt: »Man gerät in das Loch«, was den Speichel meint, der durch die Kehle ins *tan-t'ien* des Unterleibs hinunterfließt. »Da kommen ungebetener Gäste drei« bezieht sich auf die drei »Blumen«, die am Scheitel erblühen: *Chang* (Sexualessenz), *ch'i* (Lebenskraft) und *shen* (Geist). In der sechsten Linie heißt es weiter: »Ehrt man sie, so kommt am Ende Heil.« In dieser Phase sollte der Meditierende ganz gesammelt bleiben, ohne sich von der Umgebung stören zu lassen, und der Erfolg wird ihm sicher sein. Damit vollendet sich der Prozeß, der als Großer himmlischer Kreislauf der Meditation bezeichnet wird.

Ein weiteres Beispiel für die Erzeugung von Speichel und von Hitze im Unterleib ist Hexagramm 63, Chi Chi (Nach der Vollendung). Es ist aus den zwei *Trigrammen* K'an (Wasser) oben und Li (Feuer) unten gebildet. Beide zusammen stellen den Prozeß dar, durch den die Wärme, die im Unterleib erzeugt wird, durch geistige Konzentration zu einer Verdampfung von Flüssigkeit führt, die nach oben steigt und sich im Mund als Speichel ansammelt. Der Text des *I Ging* gibt dieses Geheimnis nicht ohne weiteres preis. Die Interpretation des *I Ging* ist immer eine sehr subtile und komplexe Angelegenheit. Um systematisch zu erklären, inwiefern die Hexagramme einen Bezug zur Meditation haben, wäre ein ganzes Buch nötig. Der Beitrag von Huang Ti ist leichter zu verstehen; er hat den grundsätzlichen Zusammenhang von Bewegung und Atem erkannt und die spätere Entwicklung der Meditationstechniken beeinflußt.

Lao tse

Bevor ich auf die weitere Entwicklung der Methoden eingehe, muß ich etwas über die Philosophie von Lao tse sagen. Dieser große Meister, der im sechsten Jahrhundert v. Chr. lebte, war einer der Begründer der taoistischen Philosophie. Die Prinzipien und die Sichtweise, die in seinem berühmten Buch *Tao te king* dargelegt sind, haben tiefen Einfluß auf das gesamte taoistische Denken gehabt. Lao tse betonte, daß »das Schwache das Starke besiegt«. Später haben die Taoisten aus diesen Ideen T'ai Chi Ch'uan und Meditation entwickelt.

Abschnitt 10 des *Tao te king* behandelt im wesentlichen die Meditation, aber die Gedanken sind auch auf die Prinzipien des T'ai Chi Ch'uan anwendbar. Wenn man versucht, den Text wörtlich zu verstehen, so erscheint er unlogisch, denn Lao tse drückt sich in Bildern aus:

Kannst du deine Seele bilden, daß sie das Eine umfängt,
  ohne sich zu zerstreuen?
Kannst du deine Kraft einheitlich machen

und die Weichheit erreichen,
daß du wie ein Kindlein wirst?
Kannst du dein geheimes Schauen so reinigen,
daß es frei von Flecken wird?
Kannst du die Menschen lieben und den Staat lenken,
daß du ohne Wissen bleibst?
Kannst du, wenn des Himmels Pforten
sich öffnen und schließen,
wie eine Henne sein?
Kannst du mit deiner inneren Klarheit und Reinheit
alles durchdringen, ohne des Handelns zu bedürfen? . . .[1]

»Kannst du deine Seele bilden, daß sie das Eine umfängt, ohne sich zu zerstreuen?« Das ist die grundlegende Idee der taoistischen Meditation. Die Taoisten glaubten, daß Körper und Geist vereinigt werden müssen, um Langlebigkeit und Unsterblichkeit zu erreichen.

»Kannst du deine Kraft einheitlich machen und die Weichheit erreichen, daß du wie ein Kindlein wirst?«[2] Mit »breath« ist nicht nur der gewöhnliche Atem gemeint. Erst muß er sich in innere Energie verwandeln.[3] Tschuang tse sagt, daß die Menschen normalerweise von der Kehle her atmen, während der verwirklichte Mensch einst von den Fersen her atmete. Der Körper eines »Kindleins« ist weich und nachgiebig, und sein Geist ruhig und unschuldig. Das Bild des Kindes bezieht sich auch auf den »heiligen Embryo«, der in der Meditation heranwächst, um schließlich als Geist-Kind geboren zu werden. Auch das ist ein fundamentales Prinzip des T'ai Chi Ch'uan.

»Kannst du dein geheimes Schauen so reinigen, daß es frei von Flecken wird?« Wenn man meditiert, tauchen unablässig Gedanken auf – ein Zustand, der überwunden werden soll. Das Schauen

---

[1] Es gibt viele verschiedene Übersetzungen des *Tao te king*. So sagt das *I Ging*, S. 277: »Der Gütige entdeckt ihn und nennt ihn gütig. Der Weise entdeckt ihn und nennt ihn weise. Das Volk gebraucht ihn Tag für Tag und weiß nichts von ihm (dem SINN).«
[2] Teilweise wird der Kommentar des Autors nur in Zusammenhang mit der englischen Übersetzung verständlich, die stark von der hier verwendeten Richard Wilhelm-Übersetzung abweicht. (Anm. d. Übers.)
[3] Siehe William Chao, *The Principle of Life Energy*. Chao, Taipei 1985.

soll gereinigt werden wie ein Spiegel, der blank poliert wird, um das Licht rein zu reflektieren. »Kannst du die Menschen lieben und den Staat lenken, daß du ohne Wissen bleibst?« (Can you love the people and rule the state by *nonaction*?) In der Chin-Dynastie (viertes Jahrhundert) schrieb der berühmte Taoist und Alchemist Ko Hung das Buch *Po pu tze,* in dem er sagt: »Der Körper ist wie der Staat, der Geist wie der König, das Blut wie die Offiziere und das *ch'i* wie das Volk.« Die meisten Taoisten bedienen sich dieser Metapher von Staat und Volk, um das Verhältnis von Körper und *ch'i* zu beschreiben. In Abschnitt 57 des *Tao te king* wird das Prinzip des Nichthandelns so erklärt:

Darum spricht der Berufene:
Wenn wir nichts machen,
so wandelt sich von selbst das Volk.
Wenn wir die Stille lieben,
so wird das Volk von selber recht.
Wenn wir nichts unternehmen,
so wird das Volk von selber reich.
Wenn wir keine Begierden haben,
so wird das Volk von selber einfältig.

»Kannst du, wenn des Himmels Pforten sich öffnen und schließen, wie eine Henne sein?« Diese Zeile umschreibt das höchste Ziel der taoistischen Meditation. Wenn der »heilige Embryo« herangereift ist, dann wird er aus dem Scheitelpunkt *(ni-wan)* geboren.[4]

»Kannst du mit deiner inneren Klarheit und Reinheit alles durchdringen, ohne des Handelns zu bedürfen?« Genau das meint Tschuang tse, wenn er Meditation »sitzen und vergessen« nennt: »Man läßt den Körper fallen und vertreibt Hören und Sehen. Man vermeidet Formen und Wissen. Es ist wie die große Durchdringung.«[5]

Im Abschnitt 16 des *Tao te king* heißt es:

---

[4] Näheres zur Geburt des »heiligen Embryo« bei Richard Wilhelm, Übers., *Das Geheimnis der goldenen Blüte.* Rascher Verlag, Zürich und Stuttgart 1929 und Lu K'uan Yu, Übers., *Taoist Yoga, Alchemy and Immortality.* Weiser, New York 1970.
[5] *The Texts of Taoism,* übers. von James Legge, S. 256–257. Dover Publications, New York 1962.

Schaffe Leere bis zum Höchsten!
Wahre die Stille bis zum Völligsten!
Alle Dinge mögen sich dann zugleich erheben.
Ich schaue, wie sie sich wenden.
Die Dinge in all ihrer Menge,
  ein jedes kehrt zurück zu seiner Wurzel.
Rückkehr zur Wurzel heißt Stille.
Stille heißt Wendung zum Schicksal.

Dies ist das Prinzip der Meditation, und zwar nur das Prinzip, nicht die Methode. Zwei Jahrhunderte später wurde sie von Tschuang tse verdeutlicht.

Tschuang tse

Der zweite große taoistische Meister nach Lao tse war Tschuang tse. Seine Schriften sind zwar keine direkten Kommentare zum *Tao te king,* stimmen aber mit den Ideen von Lao tse vollkommen überein, erweitern sie und bringen sie im allgemeinen klarer zum Ausdruck.

Die praktische Anwendung der Bemerkungen von Tschuang tse zur Theorie der Körperübung und Meditation ist nicht immer einfach. Viele Leser, ja sogar Übersetzer, haben in einigen Schlüsselpassagen nichts weiter als vage, metaphysische Andeutungen gesehen, und der Sinn ist ihnen damit entgangen. Ein solcher Abschnitt ist im Kapitel *Ta tsung shih* (Der große hochverehrte Meister) enthalten:»Der Atem des wahren Menschen kommt geräuschlos aus der Tiefe. Der Atem des wahren Menschen kommt von seinen Fersen, während die gewöhnlichen Menschen nur in der Kehle atmen.«[6] Wer nicht wahrhaben will, daß der Mensch tatsächlich durch die Fersen atmen kann, der sieht darin nur eine Metapher für eine metaphysische Idee. Bringt man diese Aussage jedoch mit dem Anfang der T'ai Chi Ch'uan-Form in Verbindung, dann hat sie eine klare Bedeutung. Zu Beginn der Übung steht man mit beiden Füßen, schulterbreit gegrätscht, fest auf dem Boden. Mit dem Einatmen heben sich die Arme, und die Knie werden durchgedrückt. Das bewirkt, daß die Lebensenergie

---

[6] Ibid., S. 238.

von den Zehen über die Fersen in die Beine aufsteigt und von dort in den Rumpf. Beim Ausatmen drücken die Arme nach unten, die Knie werden wieder gebeugt und die Lebensenergie fließt vom Rumpf über die Beine wieder hinab in die Fersen. Der wesentliche Punkt ist der, daß »atmen« im Zusammenhang mit Körperübung und Meditation nicht nur das Ein- und Ausströmen der Luft im Bereich der Lungen meint, sondern einen Prozeß im ganzen Körper, zu dem auch der Sauerstofftransport durch das Blut zu den Extremitäten gehört.

Tschuang tse spricht auch an anderen Stellen über den Fluß der Lebensenergie durch den Körper. Im Kapitel *Yang sheng chu* (»Prinzipien der Gesundheit und Langlebigkeit«) finden wir folgenden Rat:»Benutze deinen Geist, um die Lebensenergie über den Tu Mo nach oben steigen zu lassen. Dadurch kannst du deinen Körper gesund halten und dein Leben lang machen.« Diese Bemerkung hat Übersetzern Schwierigkeiten bereitet, die das betreffende taoistische Prinzip nicht verstanden haben. Gia-Fu Feng und James Legge gebrauchen den vagen Begriff »der mittlere Weg«. (Siehe Tschuang tse, The Inner Chapters, S. 53.)[7] Tatsächlich hat Tu Mo eine ganz präzise Bedeutung; gemeint ist nämlich eine der Leitbahnen, durch welche die Lebensenergie fließt. Sie heißt Lenkergefäß und läuft vom Steißbein bis zum Scheitel.

T'ai Chi Ch'uan entstand erst einige Jahrhunderte nach Tschuang tse. Es gibt jedoch klare Hinweise darauf, daß Tschuang tse die Übungsmethoden kannte, die zu seiner Zeit allgemein praktiziert wurden; sie beruhten auf der Verbindung von Atem und Bewegung und können als Vorläufer des T'ai Chi Ch'uan-Systems betrachtet werden. Ein Abschnitt des Kapitels *Ko-i* (»Innewohnende Ideen«) beschreibt die Aktivitäten von Menschen, die nach Gesundheit und Langlebigkeit streben. Solche Menschen verbringen ihre Zeit damit, »auszuatmen und einzuatmen, den alten Atem auszustoßen und neuen aufzunehmen«, sie bewegen sich »wie ein schlafender Bär« und »strecken und drehen ihren Hals wie ein Vogel.«[8] Diese Passage deutet darauf hin, daß die Erlangung von Langlebigkeit (und Gesundheit)

---

[7] Ibid., S. 198.
[8] Ibid., S. 364.

sowohl Atem- als auch Körperübungen erfordert. Der Bär und der Vogel beziehen sich auf Bewegungsabläufe, die Tschuang tse wohl bekannt waren. Es war üblich, daß in die Übungen Bewegungen hineingenommen wurden, die an Säugetiere und Vögel erinnerten. In der T'ai Chi Ch'uan-Form gibt es dafür mehrere Beispiele, dazu gehören: »Tiger umarmen und zum Berg zurückkehren«, »Schlange kriecht abwärts«, »Schritt zurück und den Affen abwehren«, »Weißer Kranich breitet die Flügel aus« und »Goldener Hahn auf einem Bein.« In den *Classics of T'ai Chi Ch'uan* werden noch andere Tiere erwähnt, zum Beispiel ist davon die Rede, daß man sich wie eine Katze bewegen soll. Diese Übungen sollen den Atem und den Blutkreislauf so lenken, daß die Lebensenergie durch den Körper fließen und ihre wohltätige Wirkung entfalten kann. Tschuang tse wendet sich an jene,

> die Langlebigkeit durch Atemkontrolle erreichen; die alle Dinge vergessen und doch alle Dinge besitzen; deren Gelassenheit grenzenlos ist, während ihnen alle Dinge, die Wert haben, zur Verfügung stehen: Solche Menschen folgen dem Weg von Himmel und Erde und sie zeigen die Eigenschaften des Weisen. Darum heißt es, »Gelassenheit, Unparteilichkeit, Schweigen, Ruhe, absolute Leere und Nichthandeln – das sind die Qualitäten, die Himmel und Erde hoch halten und die Substanz des Tao und seiner Eigenschaften ausmachen.« . . . In der Ruhe gleicht seine Tugend der des Yin und in den Bewegungen greift er weit aus wie das Yang.[9]

Wenn man für Bewegung T'ai Chi Ch'uan setzt und für Ruhe Meditation, dann bedeutet das, daß die gemeinsame Übung beider Disziplinen besonders wirksam ist, um Langlebigkeit zu erreichen. An anderer Stelle schreibt Tschuang tse über Yen Hui, einen Schüler des Konfuzius. Dieser spricht vom »sitzen und vergessen« als einen Weg, das Selbst von Körper und Verstand zu befreien, um so mit dem Ewigen zu verschmelzen. Daraus wird deutlich, daß Tschuang tse in der Meditation einen Weg sah, um Ruhe und Leere zu erreichen und so die taoistische Idee des Nichthandelns und Nichtseins zu verwirklichen.

Tschuang tse beschreibt zwei Männer im Staat Lu. Shan Pao lebte im felsigen Gebirge und trank nur Wasser. Als er siebzig war, hatte seine Haut immer noch die Frische eines Kindes.

---

[9] Ibid., S. 257.

Leider wurde er von einem Tiger getötet und gefressen. Es gab auch einen Chang I, der auf der anderen Seite stand. Mit vierzig wurde er krank, bekam Fieber und starb. Vergleicht man beide Männer, so hat Shan Pao den inneren Menschen genährt und ein Tiger fraß den äußeren, während Chang I den äußeren Menschen nährte und Krankheit den inneren befiel. Beide versäumten es, »ihre zurückgebliebenen Schafe anzutreiben«. Tschuang tse meint damit, daß Meditation und Körperübung gemeinsam praktiziert werden sollen.

Tschuang tse lebte während der Epoche der Kämpfenden Staaten, die bis 221 v. Chr. dauerte, gefolgt von einer kurzen Zeit der staatlichen Einigung unter der Ch'in-Dynastie. Nach deren Sturz wurde China vier Jahrhunderte lang von der Han-Dynastie beherrscht – eine Zeit des Friedens und der Blüte von Wissenschaft und Kunst. Während der östlichen Han-Periode (so genannt, weil in dieser Zeit die Hauptstadt in einer östlichen Provinz lag) schrieb der Philosoph Wei Po-yang sein grundlegendes Werk *Ts'an tung ch'i*, was man übersetzen könnte als »Die Verwandtschaft der Drei« oder »Die Übereinstimmung des *Buches der Wandlungen* mit den Phänomenen der zusammengesetzten Dinge.« In diesem Buch wird eine Meditationsmethode entwickelt, die auf dem *I Ging* beruht; außerdem enthält es viele Informationen über Alchemie und ihre Anwendung. Wei setzt die Lebensenergie *ch'i*, die in Leitbahnen durch den Körper kreist, in Beziehung zu den Urkräften, die das Universum beherrschen. Er beschreibt den Prozeß der Meditation im Rahmen der Philosophie des Yin und Yang, der fünf Elemente und des Zunehmens und Abnehmens von Ch'ien (Himmel) und K'un (Erde). Seine Idee, daß im Körper die gleichen Prinzipien wirksam sind wie im Kosmos, hatte großen Einfluß auf alle nachfolgenden Theorien über Meditation. Ähnliche Vorstellungen äußert auch ein anderer Philosoph der Han-Epoche, Liu An, in seinem berühmten Werk *Huai-nan Tzu*.

Einige Passagen in Wei's Werk deuten darauf hin, daß er es für wichtig hielt, Körperübung und Meditation zusammen zu praktizieren. So sagt er zum Beispiel in einem Kapitel: »Baue eine Mauer um die Stadt, damit die Bewohner sicher sind.« Die Bedeutung dieser Bemerkung ist nicht ohne weiteres ersichtlich, bei richtiger Interpretation kann man die Metapher aber verstehen. »Eine Mauer um die Stadt bauen« (in alten Zeiten ein übliches Verfahren sowohl in China wie im Westen) meint, daß der Körper durch Übung gestärkt werden soll, um gegen Krankheit gefeit zu sein. ». . . damit die Bewohner sicher sind« meint den inneren Frieden in einem gesunden Körper, aufgrund dessen, der Geist aktiv sein und die notwendige Konzentration aufbringen kann, um Meditation erfolgreich zu praktizieren.

Im 3. Jahrhundert n. Chr. entwickelte Hua T'o, ein Chirurg, die Bewegung der fünf Tiere. Er bereicherte das T'ai Chi Ch'uan um die Bewegungen des Bären, des Tigers, des Affen, des Wilds und des Vogels. Eine Serie von achtzehn Formen von Übungen zur Stärkung der Gesundheit wurden von dem Alchemisten Ko Hung entwickelt (aktiv im Jahre 325 n. Chr.) und vervollständigten das Tao Yin. Sie wurden auf einer Seidenmalerei entdeckt, die 1974 in der Hunan Provinz in einem alten Grab gefunden wurde. Kos System dient ausschließlich der Gesundheit, nicht der Selbstverteidigung.

Ein wichtiges Ereignis während der Han-Dynastie war die Einführung des Buddhismus in China. Bis zum sechsten Jahrhundert hatte die buddhistische Religion in der religiösen und philosophischen Tradition Chinas neben dem Taoismus und Konfuzianismus einen gleichwertigen Platz gewonnen. Der Buddhismus hatte mit den ihm eigenen traditionellen Meditationsmethoden, die in Indien ganz unabhängig von China entwickelt worden waren, direkten Einfluß auf die Meditation in China. Das Ziel der Buddhisten war die Erlangung von innerem Frieden, indem man alle Begierden aufgab und sich von den Grenzen des personalen Egos befreite. Das Mittel zu diesem Ziel war für die Buddhisten Meditation.

Besonders hervorzuheben ist in diesem Zusammenhang die Shao Lin-Übungsmethode. Sie wurde von dem Meister Ta Mo entwickelt (auch bekannt als Daruma), der im Jahre 530 n. Chr. von Indien nach China kam und dort im Kloster Shao Lin eine Schule des Zen-Buddhismus gründete. Er lehrte Meditation und Zen-Philosophie, bemerkte aber nach einiger Zeit, daß die Mönche körperlich immer schwächer wurden. Ihre Körper wurden dürr wie trockenes Holz, ihre Gesichtsfarbe blaß, und viele wurden krank. Ta Mo dachte viel darüber nach, wie er ihre Gesundheit wieder herstellen könnte. Es heißt, daß er darüber neun Jahre lang vor einer Wand meditiert habe. Die Lösung, die er schließlich entdeckte, ist eine Bestätigung für das grundlegende philosophische Prinzip, daß aus Ruhe Bewegung entsteht. Er entwikkelte eine einfache Übungsform, um den Kreislauf anzuregen, die Gelenke zu lockern und die Vitalität zu erhöhen. Die Mönche merkten bald, daß sie ohne Nachteile für ihre Gesundheit lang meditieren konnten, wenn sie die Übungen regelmäßig machten. Später veränderten Tao Mo und seine Nachfolger diese Übungen, sie wurden anstrengender und systematischer. Sie entwickelten auch Boxmethoden und benutzten Waffen, wie Messer und Stöcke. So wurden die Shao Lin-Übungen zu einem System der Kampfkunst.

Einige Jahrhunderte später gab es in der taoistischen Meditationstradition eine ähnliche Entwicklung. Der große taoistische Meister Chang San-feng, der mit allen alten Weisheitslehren vertraut war, dem *I Ging,* dem Konfuzianismus, dem Buddhismus und dem Taoismus, schuf nach einer langen Zeit der Meditation das Übungssystem, das als T'ai Chi Ch'uan bekannt ist. Sein Ziel war ähnlich dem von Ta Mo: die Entwicklung einer Körperdisziplin, welche die Meditation ergänzen und die Gesundheit fördern sollte. Aber seine Übungsmethode (auch Wu Tang-Schule genannt, nach den Wu Tang-Bergen in der Provinz Hubei, wo Chang lehrte) unterscheidet sich deutlich von Shao Lin und führt zu anderen Ergebnissen. Die Bewegungen des Shao Lin sind im allgemeinen anstrengend und manchmal sehr schnell. Regelmäßige Übung führt zu einer Stärkung der Gliedmaßen und einer Vergrößerung der Muskeln. Im T'ai Chi Ch'uan werden die Bewegungen von Anfang bis Ende langsam, sachte und gleichmäßig ausgeführt, und eine Position wächst aus der anderen hervor. Das führt zu einer Verbesserung des Kreislaufs und der Atmung und einer Stärkung der inneren Organe, aber nicht zu Muskelwachstum. Aufgrund dieses Unterschiedes wird T'ai Chi Ch'uan manchmal die innere Schule und Shao Lin die äußere Schule genannt. Dennoch sind beide auf ihrer höchsten Ebene eine spirituelle Disziplin, die ursprünglich mit dem Ziel entwickelt wurden, die Meditationspraxis zu unterstützen.

Im Laufe der Zeit wurden die Shao Lin- und die T'ai Chi Ch'uan-Übungen in ganz China bekannt, vor allem dadurch, daß Experten dieser Disziplinen ihre Nutzanwendung zur Selbstverteidigung demonstrierten. Leider vergaßen die Menschen dadurch, daß die Übungen ursprünglich als Hilfsmittel zur Meditation gedacht waren. Viele Menschen, die an Selbstverteidigung interessiert waren, strömten herbei, um die Übungen zu lernen. Manche wollten damit Rache üben. Andere wollten sie für militärische Zwecke einsetzen. Wieder andere wollten ihre eigene Schule der Kampfkunst entwickeln, oder die Übungen zum Zwecke des Lebensunterhalts unterrichten. Nur ganz wenige hatten die Geduld und die Zielstrebigkeit, die notwendig sind, um Meditation zu lernen. Dennoch unterrichteten die buddhistischen und taoistischen Meister zahlreiche Laien in diesen Übungen, die sie von Generation zu Generation weitergaben. Bald gab es viele verschiedene Schulen und Stilarten der Selbstverteidigung, aber die meisten, die sie praktizierten, wußten nichts vom Zusammenhang zwischen diesen Übungen und der Meditation. Daran hat sich bis heute nichts geändert.

Dennoch ist es unabweisbar, daß Meditation und Körperübung einander bedürfen, um erfolgreich praktiziert zu werden. Das zeigt sich in der guten Gesundheit, der Vitalität und Langlebigkeit jener, die bewußt beide Disziplinen üben. Es zeigt sich auch in den Erfahrungen der Meister, die entdeckt haben, daß auf der höchsten Ebene beide automatisch und unbewußt ineinander fließen.

Der berühmte Meister Yin Shih Tzu starb erst vor wenigen Jahren in China. Er hatte sowohl in der buddhistischen wie in der taoistischen Meditation, die er viele Jahre lang praktiziert hatte, Erleuchtung erlangt. Über seine Erfahrungen schrieb er ein Buch mit dem Titel *Experimentelle Meditation von Yin Shi Tzu zur Förderung der Gesundheit*. Ein Teil davon wurde von Lu K'uan in seinem Buch *Secrets of Chinese Meditation* ins Englische übersetzt. Er berichtet darin, daß er sich in vielen Jahren der Meditation auf die Öffnung der acht Bahnen konzentriert hatte, um die Energie hindurch fließen zu lassen; schließlich habe er einen Zustand erreicht, in dem er sich schwerelos und sehr warm gefühlt habe, und plötzlich habe er bemerkt, daß sein Körper von selbst und unbewußt die Bewegungen ausführte. Er schrieb:

Diese unwillkürlichen kreisförmigen Bewegungen waren wirklich wunderbar und unbegreiflich. Als es (das vibrierende Gefühl) in die Finger und Zehen kam, streckten sie sich und bewegten sich, und die Beine beugten und streckten sich abwechselnd . . . All diese Bewegungen zur Rechten und zur Linken waren ganz natürlich, mit der selben Anzahl von Drehungen nach beiden Seiten . . . Danach stieg es in meine Gliedmaßen, so daß sich meine Arme rechts und links schnell kreisend bewegten, während meine Beine sich beugten und streckten und zuerst die Zehen und dann die Ferse des einen Fußes die des anderen berührten . . .[10]

Auch der zeitgenössische Zen-Meister Huai-chin Nan beschäftigte sich tiefgehend mit dem Taoismus. Er empfahl, Meditation und Körperübung zusammen zu üben: »Nach ausreichendem Schlaf, wenn sich die Vitalität erneuert hat, sollte man wieder meditieren. Stellt man jedoch noch Anzeichen von Müdigkeit in Körper und Geist fest, dann ist es besser, wieder aufzustehen und einige Übungen zu machen. Wenn der Geist dann wach geworden ist, wird man einen Zustand stabiler innerer Ruhe erreichen können.«[11] Professor Nam sagt in seinem Buch, daß es günstig für die Meditation ist, wenn man vorher Ch'i Kung (eine chinesische Körperübung) und Yoga praktiziere. T'ai Chi Ch'uan ist eine gemäßigte und sanfte Übungsmethode, die sich gut mit Meditation verbindet.[12]

---

[10] Ibid., S. 364.
[11] Lu K'uan Yu, *The Secrets of Chinese Meditation*, S. 197. Weiser, New York 1964.
[12] Huai-chin Nan, *Tao and Longevity*, S. 8 Weiser, New York 1984.

KAPITEL ZWEI

T'ai Chi T'u: Diagramm des Höchsten Letzten

Die großen chinesischen Philosophen des Altertums entwickelten verschiedene Schaubilder und Diagramme, um die fortwährende polare Interaktion zwischen Yin und Yang, den Grundkräften des Universums, zu veranschaulichen und die verschiedenen Aspekte ihrer Beziehung zur Darstellung zu bringen. Obwohl mehrere unterschiedliche Diagramme entwickelt wurden, sind sie doch alle unter dem Namen T'ai Chi T'u bekannt. Diese Bezeichnung wurde von den Gelehrten ganz verschieden ins Englische übersetzt. Joseph Needham gebraucht den Begriff »Diagramm des höchsten Poles«. Fung Yu-lan bevorzugt »Diagramm des Höchsten Letzten«, und Richard Wilhelm spricht vom »Symbol des Großen Uranfangs«. Da keine dieser Bezeichnungen sehr klar ist, werde ich hier einfach beim chinesischen Begriff bleiben.

Das T'ai Chi T'u ist in der chinesischen Kultur tief verankert. Derartige Diagramme sind in tiefschürfenden Abhandlungen über die makrokosmischen Prozesse des Universums zu finden, wobei das Lichte den Himmel und das Dunkle die Erde repräsentiert, aber auch auf Kinderkleidern, wo sie Glück bringen und Übel abwenden sollen. Die Diagramme haben für Anhänger der taoistischen Religion besondere Bedeutung, und finden sich oft in Tempeln und auf Kleidern als Zeichen für die religiöse Ausrichtung. Die Grundlage dafür bildet das *I Ging*. In Kapitel 5 des *ta chuan* (Die Große Abhandlung) steht zu lesen: »Was einmal das Dunkle und einmal das Lichte hervortreten läßt, das ist der Sinn.« (Richard Wilhelm übersetzt Tao mit Sinn, Anm. d. Übers.) Tao ist ein heiliger und mystischer Begriff, der einen zentralen Platz in den Religionen des Ostens einnimmt, und zwar nicht nur in China, sondern auch in anderen ostasiatischen Ländern, wie Japan, Indochina oder Korea. Das T'ai Chi T'u erscheint sogar auf der koreanischen Flagge als Zeichen dafür, daß das Symbol sowohl politische wie religiöse Relevanz hat.

Heute hat dieser Strom den Westen erreicht. Viele Bücher beziehen sich auf das T'ai Chi T'u sowohl im Text wie als Teil der Umschlaggestaltung. Das Symbol erscheint auf Schmuck, Aufklebern, Ansteckern und Hemden – kurz gesagt, es hat seinen Einfluß in der ganzen Welt spürbar gemacht.

Die Entstehung des T'ai Chi T'u

Es heißt, daß das T'ai Chi T'u seinen Ursprung in vorgeschichtlicher Zeit hat, und daß die Menschen schon damals ein rundes Symbol gekannt hätten, dessen obere, lichte Hälfte den Himmel, und dessen untere, dunkle Hälfte die Erde dargestellt habe – zusammen ein Symbol für den Menschen, der Licht und Dunkel in sich vereint. Obwohl diese Überlieferung einiges für sich hat, läßt sie sich doch historisch oder archeologisch nicht belegen. Das älteste schriftliche Zeugnis für das Prinzip, das den Diagrammen zugrunde liegt, findet sich im *I Ging,* im Kapitel 11 der Großen Abhandlung: »Darum gibt es in den Wandlungen den großen Uranfang. Dieser erzeugt die zwei Grundkräfte. Die zwei Grundkräfte erzeugen die vier Bilder. Die vier Bilder erzeugen die acht Zeichen.« Das T'ai Chi T'u-Diagramm ist im *I Ging* nicht als solches zu finden, aber das obige Zitat ist dafür von großer Bedeutung, wie im Folgenden deutlich werden wird.

Verschiedene Gelehrte chinesischer Kulturgeschichte meinen, daß sich der Begriff t'ai chi auf den Firstbalken bezieht, den horizontalen Balken an der höchsten Stelle des Hauses, wo die beiden Dachseiten aneinanderstoßen. Dieser Balken teilt das Dach in zwei Teile, die gegensätzlichen Himmelsrichtungen zugewandt sind. Aufgrund des Einfallswinkels der Sonne ist eine Seite heller und repräsentiert Yang, die andere dunkler und repräsentiert Yin. Natürlich verändern sich die Lichtverhältnisse entsprechend der Wanderung der Sonne über den Himmel. Die Seite, die der Morgensonne entgegenschaut, ist am Anfang stark yang, und verliert ihr Licht allmählich, wenn die Sonne den Zenith überschritten hat, bis die Seite hell wird, die am Morgen stark yin war, und sich das Verhältnis verkehrt. Nur in einem einzigen Moment am Mittag sind beide Seiten gleich hell. So kann man im Dach des Hauses, das durch den Firstbalken geteilt ist, ein Symbol für den ewigen, zyklischen Wechsel zwischen Yin und Yang erblicken, den zwei Grundkräften des Universums. In den Jahrhunderten bis zur Sung-Dynastie (960–1279 n. Chr.) waren komplexe Diagramme entwickelt worden mit ausführlichen Kommentaren zu ihrer Erklärung. Besonders wichtig war das Diagramm und der Kommentar mit dem Namen *T'ai chi t'u shuo* (Diagramm des Höchsten Letzten und seine Erklärung), das von Chou Tun-i geschaffen worden war, dem großen neokonfuzianischen Philosophen, der schon in der Einleitung erwähnt wurde. Chou erklärt, inwiefern das Diagramm die Erzeugung und Entwicklung aller Dinge symbolisiert. (Siehe Abbildung.) Der leere Kreis oben steht für das Höchste Letzte *t'ai chi*, welches das Yang durch Bewegung und das Yin durch Ruhe erzeugt. Der Kreis darunter, in dem schwarze und weiße Kreisbahnen alternieren, stellt die Polarität und das Wechselspiel von Yin und Yang dar. Beachten Sie, daß die Yangseite Yin enthält und die Yinseite Yang, so wie das T'ai Chi T'u. Darunter befinden sich fünf kleine, miteinander verbundene Kreise, welche die fünf Elemente symbolisieren, die durch die Interaktion von Yin und Yang entstehen. Chou erklärt dazu:

> Durch die Verwandlungen des Yang und die Vereinigung mit dem Yin entstehen Wasser, Feuer, Holz, Metall und Erde. Diese fünf Elemente verteilen sich in harmonischer Ordnung, und die vier Jahreszeiten nehmen ihren Lauf.
> Die fünf Elemente sind Yin und Yang. Yin und Yang sind das Höchste Letzte: das Höchste Letzte ist das ganz und gar Unbedingte. Die fünf Elemente entstehen und jedes hat sein eigenes unverwechselbares Wesen.[1]

Der große Kreis unter den fünf kleinen symbolisiert die Vereinigung des Männlichen und Weiblichen. So entstehen aufs Neue die fünf Elemente aus Yin und Yang. Der unterste Kreis stellt das

---

[1] Die fünf Fußbewegungen: Schritt nach vorne, Schritt zurück, Bogenschritt nach links, Bogenschritt nach rechts und Parallelstand, entsprechen den fünf Elementen: Metall, Holz, Feuer, Wasser und Erde. Die acht Handbewegungen sind: Stoßen, Zurückziehen, Nach vorne drücken, Nach vorne Stoßen, Nach unten ziehen, Öffnen, Ellbogen- und Schulterstoß.

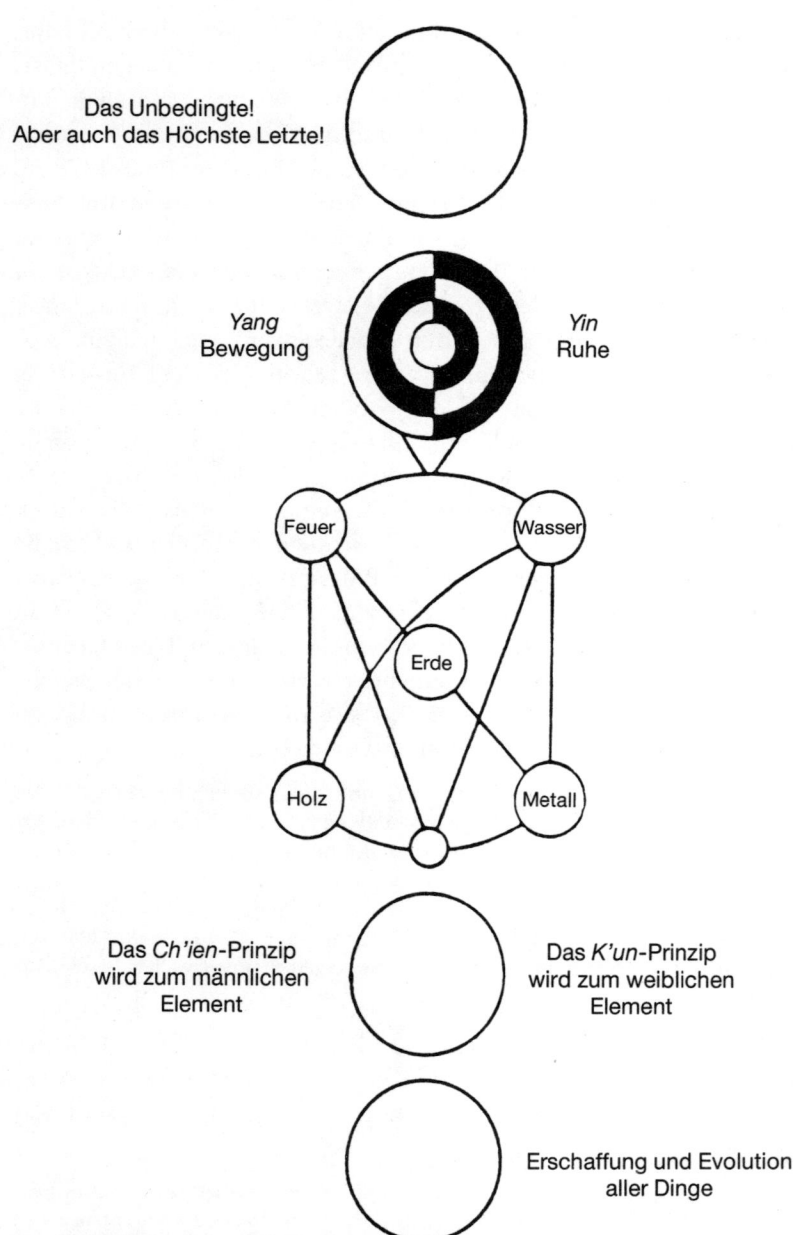

Das Unbedingte!
Aber auch das Höchste Letzte!

Yang
Bewegung

Yin
Ruhe

Feuer

Wasser

Erde

Holz

Metall

Das *Ch'ien*-Prinzip
wird zum männlichen
Element

Das *K'un*-Prinzip
wird zum weiblichen
Element

Erschaffung und Evolution
aller Dinge

Das T'ai Chi T'u von Chou Tun-i
Diagramm des Höchsten Letzten

Quelle: Fung Yu-lan, *A History of Chinese Philosophy*, Bd 2, S. 436.

Ergebnis der Vereinigung von Mann und Frau dar (Yin und Yang): die nächste Generation auf der Ebene des Menschen, und im Universum die Erzeugung und Evolution aller Dinge. Spätere Taoisten entwickelten die Idee des Kommentars und des Diagramms weiter und schufen T'ai Chi Ch'uan. Das nächste Diagramm hat eine enge Beziehung dazu. Wang Tsung-yueh sagt in seinem Buch *Classics of T'ai Chi Ch'uan*: »T'ai Chi (Das Höchste Letzte) entsteht aus Wu Chi (Dem Unbedingten); es ist die Mutter von Yin und Yang. In der Bewegung trennen sie sich, in der Ruhe vereinigen sie sich.«[2]

Der oberste Kreis symbolisiert die Leere – *wu chi*. Am Anfang steht der T'ai Chi Ch'uan-Übende ruhig da und sein Geist ist leer. Die Bewegungen des T'ai Chi Ch'uan entsprechen den zwischen Schwarz und Weiß wechselnden Bahnen des zweiten Kreises des Diagramms. Abwärts gerichtete und zurückweichende Bewegungen repräsentieren das Yin, während aufwärts und vorwärts gerichtete Bewegungen, das Yang repräsentieren. Die fünf Elemente in den fünf kleinen Kreisen darunter entsprechen den fünf Fußbewegungen, die der T'ai Chi Ch'uan-Übende ausführt, während die acht Trigramme des *I Ging* mit den acht Handbewegungen korrespondieren.[3] Die geraden und diagonalen Verbindungslinien zwischen den fünf kleinen Kreisen sind ein Hinweis auf den fließenden Übergang von einer Schrittfolge zur anderen. Der unterste Kreis entspricht dem Schlußpunkt des T'ai Chi Ch'uan – der Rückkehr zur Ruhe.

Die Beziehung des T'ai Chi T'u zur Meditation

Einige Zeit nach dem Tod von Chou Tun-i entdeckten verschiedene Gelehrte in heiligen Büchern des Taoismus, die lange vor Chou verfaßt worden waren, Diagramme, die dem von ihm geschaffenen sehr ähnlich waren. Das wichtigste dieser Diagramme wird dem großen taoistischen Philosophen und Mathematiker Ch'en T'uan (ca. 906–989) zugeschrieben. (Siehe Abbil-

---

[2] Zitiert in Fung Yu-lan, *A History of Chinese Philosophy*, Bd. 2, S. 437.
[3] Ibid.

dung). Zuverlässige chinesische Historiker des 17. Jahrhunderts berichten:

Ch'en Tuan, der auf dem berühmten heiligen Berg Hua Shan in Shensi lebte, hatte dieses Diagramm in eine Felswand gemeißelt. Die Symbole sollen folgendermaßen angeordnet gewesen sein: (1) Ganz unten ein Kreis mit der Bezeichnung »Tor des weiblichen Geheimnisses«. (2) Darüber ein weiterer Kreis mit der Inschrift: »Umwandlung der Essenz, um sie in Lebenskraft zu verwandeln; Umwandlung der Lebenskraft, um sie in Geist zu verwandeln.« (3) Das folgende Mittelstück stellt die Elemente dar, Holz und Feuer auf der Linken, Metall und Wasser auf der Rechten und Erde im Mittelpunkt, alle durch Linien verbunden. Es trug die Bezeichnung: »Die Fünf Kräfte versammelten sich an der Quelle.« (4) Darüber war ein Kreis (oder wahrscheinlich mehrere konzentrische Kreise) aus schwarzen und weißen, ineinander greifenden Kreisbahnen mit dem Titel. »Von K'an (Wasser) nehmen, um Li (Feuer) zu ergänzen.« (5) Ganz oben ein Kreis mit der Inschrift: »Umwandlung des Geistes, so daß er zur Leere zurückkehren kann; Umkehr und Rückkehr ins Unbedingte.«[4]

All das hat einen klaren Bezug zur Meditation. Ch'en Tuan war ein erleuchteter Taoist und *I Ging*-Philosoph. Er machte sich die Idee von Fu Hsi zu eigen, der in einer Schule des Symbols und der Zahl eine wichtige Verbindung zwischen traditioneller und formalisierter chinesischer Philosophie und Wissenschaft gesehen hatte. Er übernahm die ursprüngliche Anordnung des Fu Hsi bei der Schaffung des taoistischen T'ai Chi T'u zum Zwecke taoistischer Meditation. Fu Hsi war der Schöpfer der acht Trigramme des *I Ging*.

Das »Doppelfisch«-Symbol

Das berühmteste T'ai Chi T'u ist der Kreis mit dem »Doppelfisch«, den ich schon in der Einleitung besprochen habe. Auch andere Symbole haben großen Einfluß auf das chinesische Denken gehabt, und werden später beschrieben. Allen diesen Diagrammen ist gemeinsam, daß sie aus Kombinationen von Schwarz

---

[4] Die Historiker Huan Tsung-yen (1616–1686) und Chu Yi-tsun (1629–1709) werden von Fung Yu-lan, S. 441, zitiert.

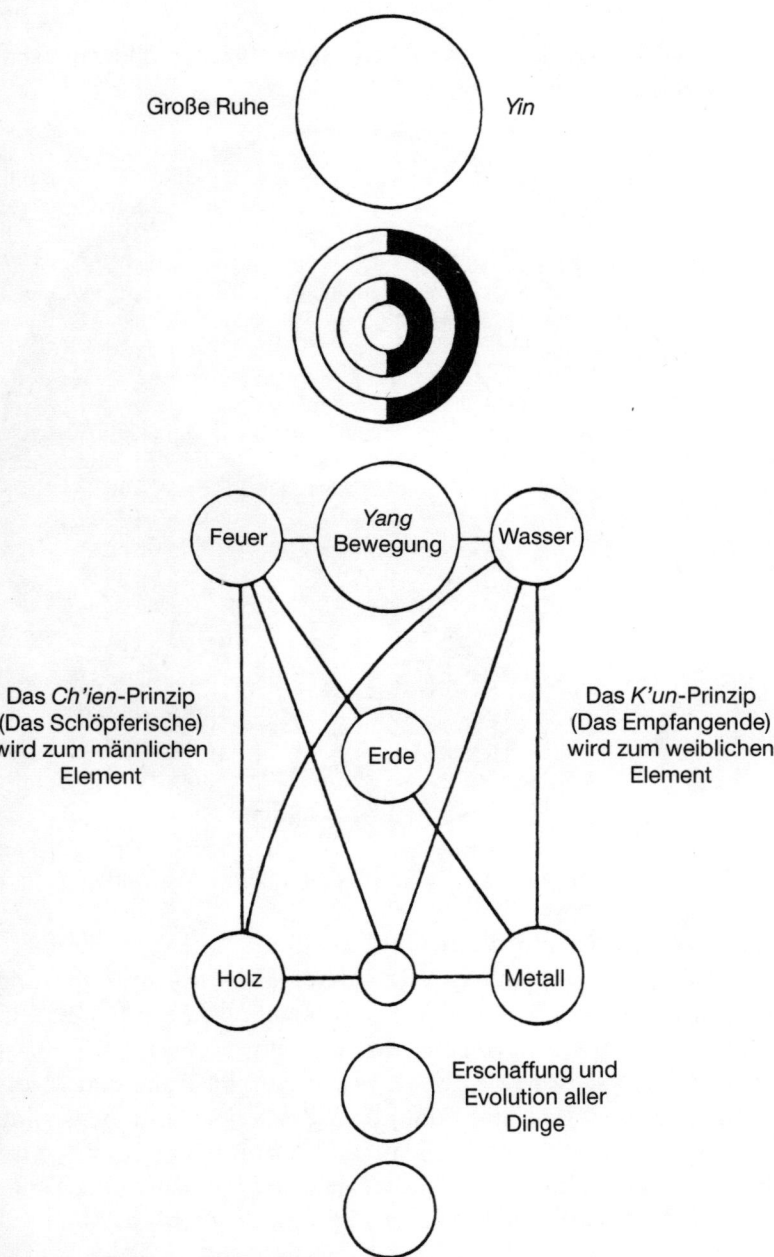

Das T'ai Chi T'u von Ch'en Tuan
Diagramm des Höchsten Letzten, das dem Himmel vorausgeht.

Quelle: Fung Yu-lan, *A History of Chinese Philosphy*, Bd 2, S. 439.

35

und Weiß bestehen, wobei die schwarzen Flächen Yin repräsentieren und die weißen Yang.

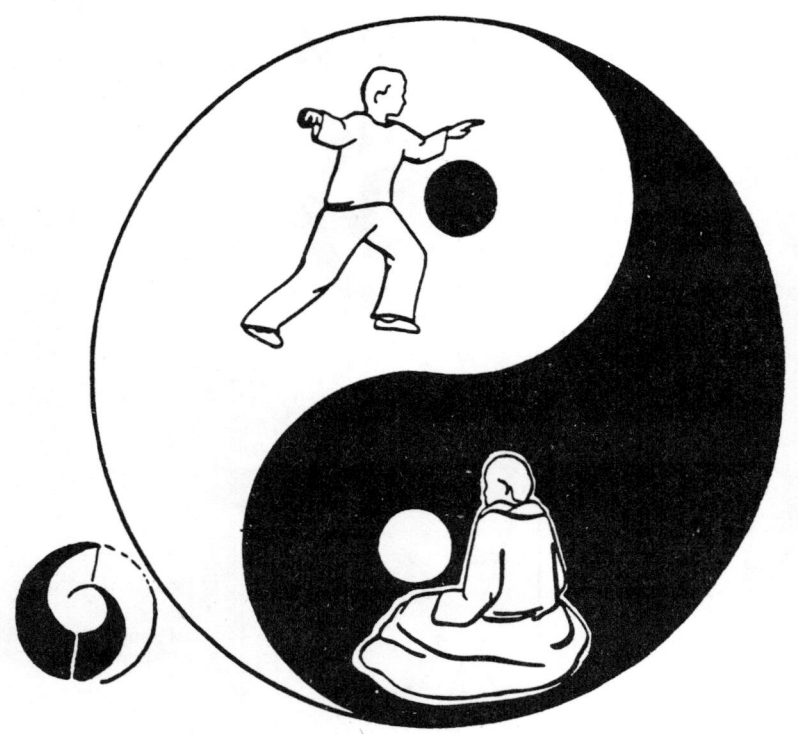

Der Doppelfisch: Symbol des T'ai Chi Ch'uan und der Meditation

Der Doppelfisch ist das Symbol der T'ai Chi. Der weiße Fisch hat einen schwarzen Punkt oder ein Auge: Das heißt, daß Yang in seinem Innern Yin enthält. Das symbolisiert im T'ai Chi Ch'uan die äußere Bewegung des Körpers, während der Geist ruhig ist. Der schwarze Fisch repräsentiert Yin, Ruhe und Meditation, während der Yang-Punkt oder das weiße Auge Bewegung symbolisiert. Meditation ist nicht leer; mit Hilfe des Geistes wird der Atem aktiv durch den Körper gelenkt. Die Yin- und Yangteile des Diagramms werden vereinigt, um die Form des Universalen zu symbolisieren.

Die Darstellung des Kleinen Himmlischen Kreislaufs ähnelt dem Doppelfisch-Symbol (S. 37) mit dem Unterschied, daß sich die zwei inneren Punkte in zwei Linien verwandeln. Die Darstellung zeigt die Verschmelzung von »postnataler« und »pränataler« Atmung, auf welche die taoistische Methode der Tiefatmung zielt. Der weiße Kreis im Zentrum symbolisiert den Nabel. Die schwarze Linie, die vom oberen Punkt des großen Kreises zum »Nabel« führt, repräsentiert das postnatale (normale) Atmen. Die weiße Linie in der unteren Hälfte repräsentiert pränatales (fetales) Atmen. Beim normalen Atmen wird Sauerstoff aufgenommen und zum Nabel hinuntergezogen. Gleichzeitig wird der fetale Atem von unten zum Nabel hochgezogen. Der normale Atem strömt durch die Ausatmung wieder nach außen, der fetale Atem kehrt tief in den Unterleib zurück.

Der Kreislauf von Sauerstoff und fetalem Atem wird als Vereinigung von K'an (Wasser) und Li (Feuer) bezeichnet. Das Tri-

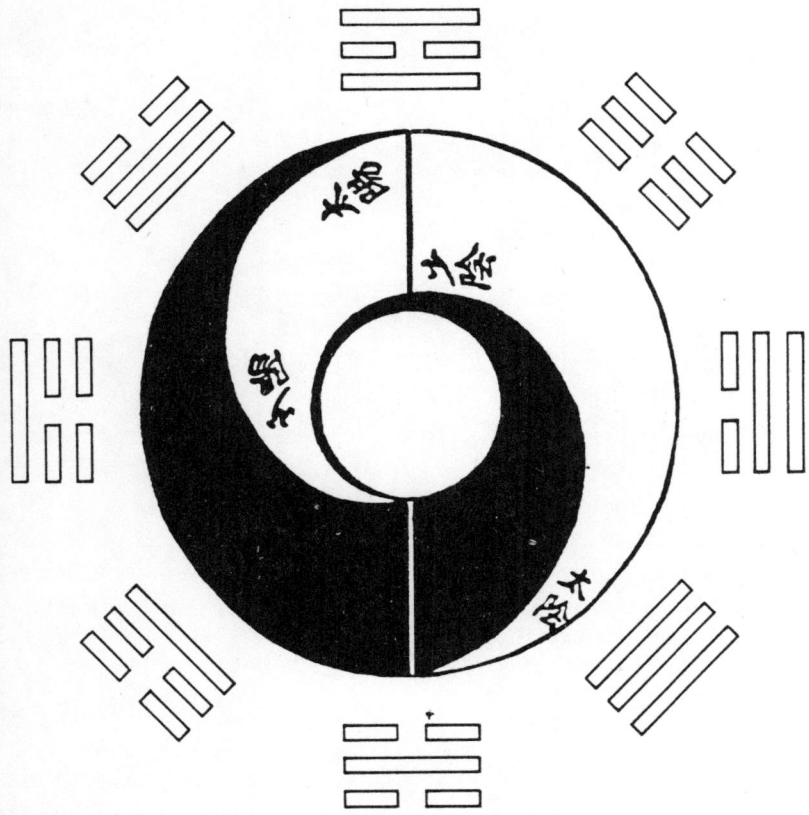

T'ai Chi T'u · Der kleine himmlische Kreislauf

gramm K'an am Fuß der weißen Linie, besteht aus zwei Yinstrichen außen und einem Yangstrich in der Mitte. Weiß ist die Farbe von Yang. Der weiße Strich stellt deswegen K'an dar, oder das pränatale (fetale) Atmen.. Das Trigramm Li, am oberen Punkt der schwarzen Linie, besteht aus zwei Yangstrichen außen und einem Yinstrich in der Mitte. Schwarz ist die Farbe von Yin, deswegen stellt die schwarze Linie Li oder das postnatale Atmen dar. Diese Vereinigung von K'an und Li wird auch der Kleine himmlische Kreislauf genannt.

Erst wenn man in der taoistischen Meditation und dem T'ai Chi Ch'uan sehr weit fortgeschritten ist, wird die Technik des pränatalen Atems zugänglich. Erst dann kann der Übende den Atem bis zum Nabel hinunterführen und den pränatalen Atem von unten bis zum Nabel hinaufbringen.

KAPITEL DREI

Die Grundlagen der chinesischen Physiologie

Um die taoistischen Disziplinen der Meditation und der Körperübung erfolgreich zu lernen, ist es wichtig, die Grundbegriffe der
chinesischen Physiologie zu kennen. Auch im Westen glaubt man
ja, daß es erforderlich ist, etwas über Anatomie und Physiologie
zu wissen, wenn man ein guter Athlet werden will. Sowohl in der
Meditation als auch in verwandten körperlichen Übungen wie
T'ai Chi Ch'uan geht es darum, Energie durch den ganzen Körper kreisen zu lassen. Um diesen Kreislauf wirklich zu erfahren,
muß man die Position bestimmter Zentren im Körper genau
kennen und die Bahnen oder Kanäle, durch welche die Energie
fließt.

Die traditionelle chinesische Auffassung vom menschlichen
Körper weicht von der westlichen stark ab. Der wichtigste Unter-
schied ist der, daß die Chinesen zur Beschreibung körperlicher
Vorgänge Begriffe benutzen, welche im Westen für spirituell oder
immateriell gehalten werden. So bezieht sich zum Beispiel *ch'i*,
Lebensenergie, nicht auf eine materielle Substanz oder Energie,
die wissenschaftlich beobachtet oder gemessen werden könnte. Es
ist eine unsichtbare, feinstoffliche Substanz, die man bei ihrem
Fluß durch die Energiebahnen im Körper nur spüren kann.
Ebenso sind die fünf Punkte, die acht Sonderleitbahnen und die
zwölf Meridiane, die über die Oberfläche des Körpers laufen,
unsichtbar, und können mit wissenschaftlich-quantitativen Methoden nicht aufgespürt werden. Die westliche Wissenschaft, die
den Körper eher wie eine chemische Fabrik betrachtet, ist solchen
Konzepten gegenüber höchst skeptisch. Im chinesischen Denken
sind sie jedoch von großer Bedeutung, denn sie sind nicht nur für
die Theorie der Meditation wesentlich, sondern bilden auch die
Grundlage der hoch entwickelten chinesischen Medizin, zu der

Akupunktur und Akupressur gehören. (Die Chinesen sind übrigens nicht die einzigen, die den menschlichen Körper mit derartigen Begriffen erforschen. Die indische Yogatradition arbeitet mit ähnlichen Ideen, auch wenn die Terminologie ganz anders ist. Auch die anderen östlichen Kampfkünste – das japanische Aikido und Judo, das koreanische Ta Kuan Tao und das vietnamesische Boxen – machen Gebrauch von Meditation, um Höchstleistungen zu erzielen.)

Die acht Bahnen

Im Rumpf und in den Armen und Beinen gibt es acht Energiebahnen, durch die Energie läuft, in denen aber auch Energie angesammelt wird. Über diese Bahnen kann die Energie jede Zelle im Körper erreichen. Die Methode, mit deren Hilfe man *ch'i* während der Meditation systematisch durch all diese Bahnen kreisen lassen kann, wurde von dem erst kürzlich verstorbenen, berühmten taoistischen Meister Yin Shih Tzu in ihrer Wirksamkeit bewiesen und in seiner Abhandlung über Meditationsmethoden im einzelnen beschrieben.[1] Die Bezeichnung und Position der acht Sonderleitbahnen sind folgende:

1. Der *Tu-Mo*, oder das Lenkergefäß, läuft über die hintere Mittellinie des Körpers beginnend am Steißbein über die Wirbelsäule, den Hals, den Scheitel, bis zum Gaumen.

2. Der *Jen Mo,* oder das Dienergefäß, läuft über die vordere Mittellinie des Körpers. Er beginnt an den Genitalien und endet am unteren Zahnfleisch. Wenn die Zunge den oberen Gaumen berührt, dann bildet sie eine Brücke zwischen dem *Tu Mo* und dem *Jen Mo.*

3. Der *Tai Mo,* oder das Gürtelgefäß, wird so genannt, weil er sich wie ein Gürtel um die Taille legt. Er beginnt unterhalb des Nabels, wo er sich in zwei teilt und um die Taille nach hinten läuft.

---

[1] Lu K'uan Yu, *Secrets of Chinese Meditation,* enthält Übersetzungen von einigen Abschnitten aus Yins Abhandlung. Siehe insb. S. 194.

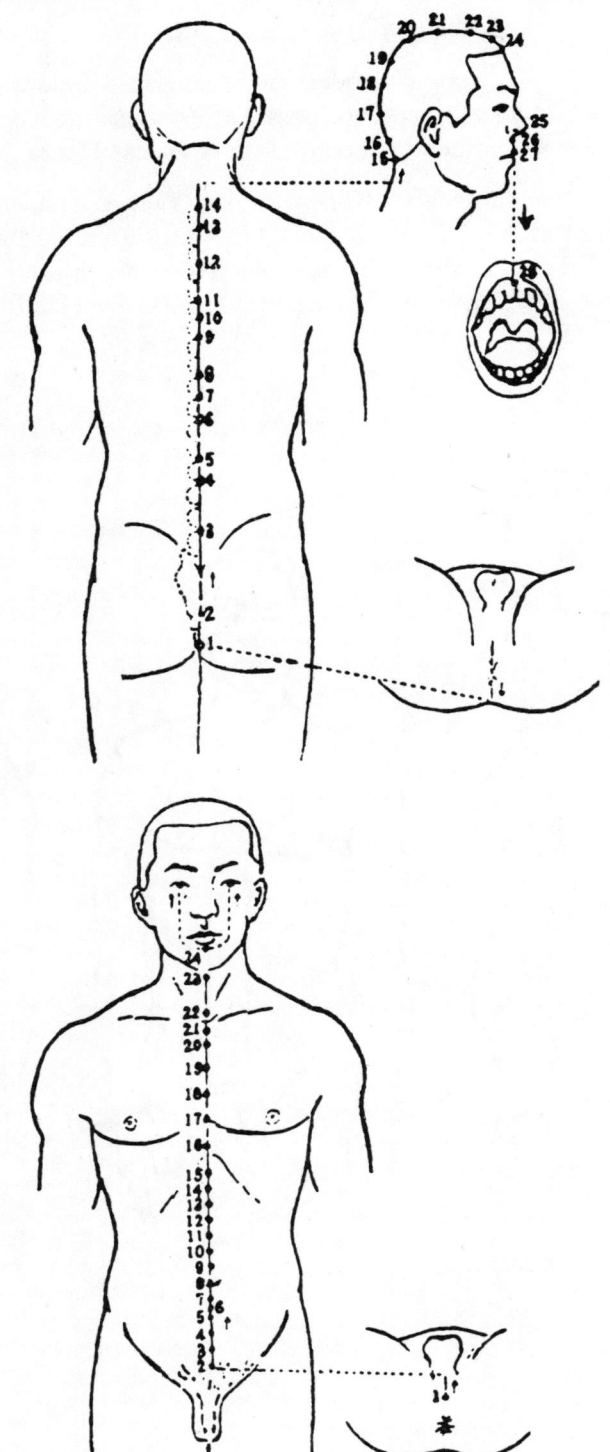

Tu Mo

Jen Mo

41

4. Der *Ch'ueng Mo*, oder das Strategische Gefäß, läuft durch die Mitte des Körpers, vor dem *Tu Mo* und hinter dem *Jen Mo*, von den Genitalien bis unmittelbar unter das Herz.

5. Der *Yang Wei Mo*, oder das Yang-verbindende Gefäß, beginnt auch unterhalb des Nabels, läuft durch die Brust zu den Schultern, über die Außenseite der Arme bis in die Kuppen der Mittelfinger, und von dort bis in die Mitte der Handflächen.

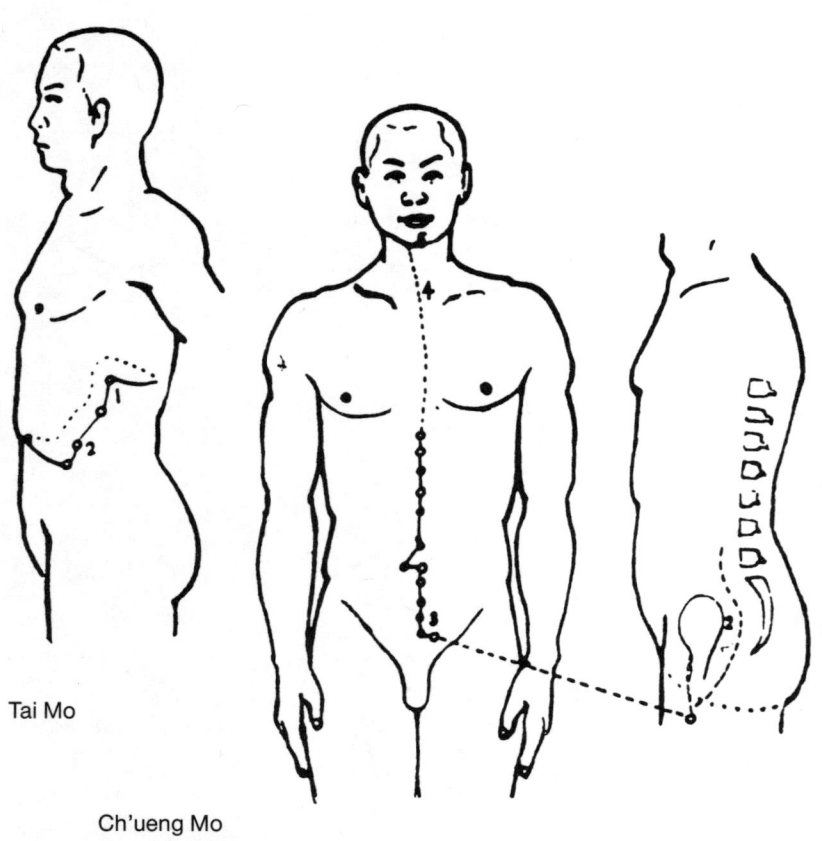

Tai Mo

Ch'ueng Mo

6. Der *Yin Wei Mo,* oder das Yin-verbindende Gefäß, verläuft von den Handflächen über die Innenseite der Arme, über die Schultern bis zur Brust.

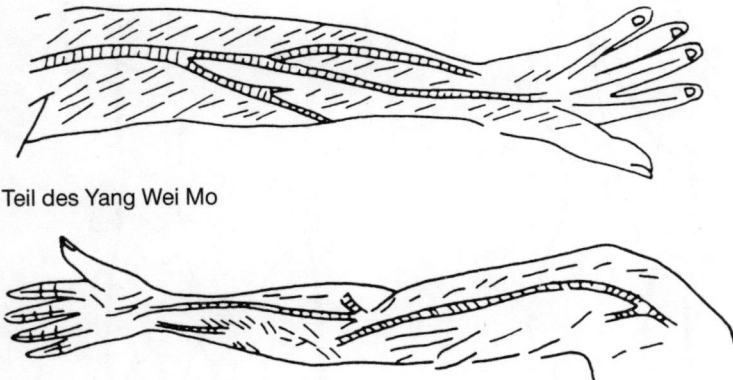

Teil des Yang Wei Mo

Teil des Yin Wei Mo

7. Der *Yang Chiao Mo,* Das Yanggefäß der Beweglichkeit, beginnt in der Mitte der Fußsohlen und verläuft über die Knöchel und Beine an den Seiten des Körpers bis zum Kopf, wo er unterhalb der Ohren endet. Die Ausläufer dieser Bahnen in den Fußsohlen heißen *yung-ch'uan-Höhlen,* was wörtlich »sprudelnde Quelle« bedeutet.

8. Der *Yin Chiao Mo,* das Yin-Gefäß der Beweglichkeit, beginnt auch in den Yung Ch'uan-Höhlen, verläuft aber an der Innenseite der Beine bis zu den Genitalien, und von dort über die Mitte des Körpers bis zu einem Punkt zwischen den Augenbrauen.

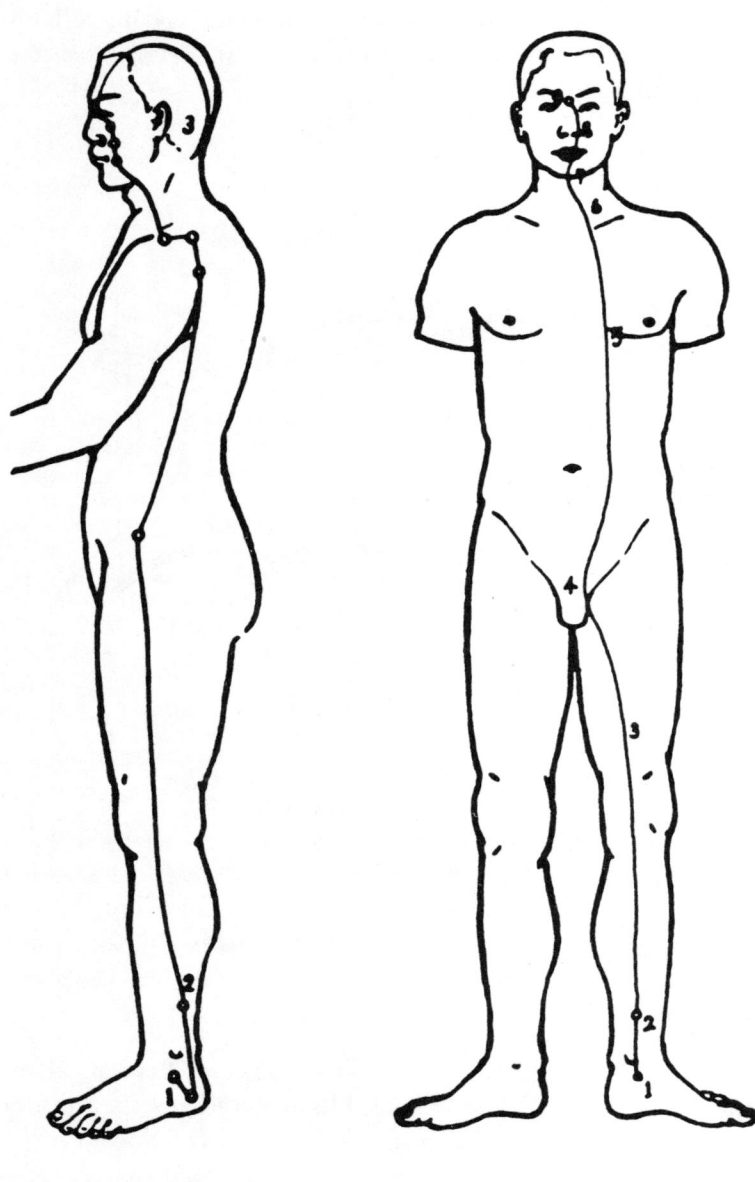

Yang Chiao Mo   Yin Chiao Mo

Diese acht Bahnen bilden ein vernetztes System, durch welches das *ch'i* während der Meditation frei fließen kann. (In späteren Kapiteln werden die Techniken im einzelnen beschrieben, mit deren Hilfe man diesen Energiefluß erzeugen kann.)

Die wichtigsten Bahnen sind der Tu Mo und der Jen Mo, weil auf ihnen die zwölf Zentren liegen, denen in der Meditation besondere Bedeutung zukommt. Auf dem Tu Mo finden sich folgende Zentren:

wei-lu	am Steißbein
shun-fu	etwas unterhalb der Mitte der Wirbelsäule
hsuan-hsu	Mitte der Wirbelsäule
chai-chi	etwas oberhalb der Mitte der Wirbelsäule
t'ao-tao	unterhalb des Halses
yu-chen	am Hinterkopf
ni-wan	am Scheitelpunkt
ming t'ang	zwischen den Augenbrauen

Auf dem Jen Mo liegen folgende Zentren:

t'an chung	in der Brust
shung-huan	oberhalb des Nabels
shen-chueh	im Nabel
ch'i-hai	etwa sieben Zentimeter unterhalb des Nabels

Diese Zentren spielen eine besonders wichtige Rolle bei der Verfeinerung der Lebensenergie. (Im Kapitel 7, »Meditation im Sitzen«, wird näher darauf eingegangen.) Die Zentren werden in den taoistischen Schriften durch verschiedene Symbole dargestellt. Besondere Bedeutung kommt dabei den zwölf Hexagrammen des *I Ging* zu, die auch für die zwölf Monate des Jahres und die zwölf Zeiten des Tages stehen. Der Kreislauf des *ch'i* durch die zwölf Zentren spiegelt somit den zyklischen Verlauf der kosmischen Prozesse wieder, der den Wechsel der Jahreszeiten und des Lichts zwischen hell und dunkel bewirkt. Um Einheit mit dem Tao zu erreichen – dem letztendlichen Ziel der Meditation – ist es unabdingbar, den Energiefluß im Körper mit den kosmischen Prozessen in Einklang zu bringen.

Die folgende Tabelle zeigt die Zuordnung der Hexagramme zu den Zentren und setzt sie in Beziehung zum Jahreslauf.

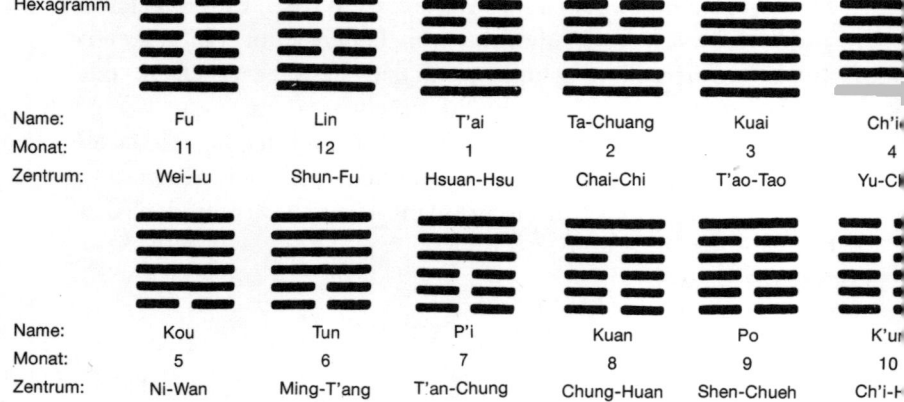

Hexagramm						
Name:	Fu	Lin	T'ai	Ta-Chuang	Kuai	Ch'i
Monat:	11	12	1	2	3	4
Zentrum:	Wei-Lu	Shun-Fu	Hsuan-Hsu	Chai-Chi	T'ao-Tao	Yu-Cl

Name:	Kou	Tun	P'i	Kuan	Po	K'ur
Monat:	5	6	7	8	9	10
Zentrum:	Ni-Wan	Ming-T'ang	T'an-Chung	Chung-Huan	Shen-Chueh	Ch'i-H

Das Zunehmen und Abnehmen von Ch'ien und K'un

Gemäß der chinesischen Astrologie beginnt die Yangbewegung mit dem 11. Monat, der mit dem Hexagramm *Fu* in Beziehung gebracht wird. Das Yang wird immer stärker vom 12. bis zum 4. Monat, wo es sich in seiner ganzen Kraft manifestiert. Im fünften Monat, symbolisiert durch das Hexagramm *Kou,* geht die Yangkraft wieder zurück, bis sie im 10. Monat ganz verschwunden ist und Yin die Herrschaft gewonnen hat. Entsprechend beginnt die Yinkraft im 11. Monat zu schwinden bis sie im 4. Monat von der Yangkraft ganz verdrängt ist. Im fünften Monat, *Kou* steigt Yin von unten wieder auf, bis es im zehnten Monat, im Zeichen *K'un* wieder Vollkommenheit erreicht hat.

Die zwölf Meridiane

Zusätzlich zu den acht Bahnen im Körper gibt es an der Oberfläche des Körpers zwölf Energiebahnen, die man Meridiane nennt. Diese sind durch ein Kreislaufsystem mit den inneren Organen verbunden. Die zwölf Meridiane sind nach den Organen benannt, mit denen sie in Beziehung stehen. Akupunktur und Akupressur sind Methoden, mit deren Hilfe der Energiefluß durch die inneren Organe reguliert und zum Ausgleich gebracht wird, und zwar durch die Reizung bestimmter Punkte auf den Meridianen. Es gibt ungefähr tausend von diesen Akupunkturpunkten. Sie unterteilen sich in drei Haupttypen: *Tonisierungspunkte,* durch welche die Energie erhöht wird; *Sedierungspunkte,* durch welche die Energie vermindert wird und *Quellpunkte.*

46

Jeder Meridian hat eine bestimmte Bewegungsrichtung, entweder zentrifugal oder zentripetal. Jeder ist einem Element zugeordnet und ist entweder yin oder yang, entsprechend der Art der Energie, die durch ihn hindurchfließt. Über die Beziehung zwischen Yin- und Yangformen der Energie wurde allgemein etwas in der Einleitung gesagt. Um im einzelnen darzustellen, wie man im Körper beide ins Gleichgewicht bringen kann, wäre eine eigene Abhandlung über Akupunktur nötig. An dieser Stelle will ich nur die zwölf Meridiane aufzählen und ihren Verlauf mit Hilfe von Abbildungen angeben. Meditation steht mit der menschlichen Anatomie in Beziehung.

1. Der *Lungenmeridian* ist yin, seine Bewegungsrichtung ist zentrifugal und das ihm zugeordnete Element ist Metall. Sein Ausgangspunkt liegt zwischen der zweiten und dritten Rippe in der Nähe der Achselhöhle. Von dort läuft er über die Schulter den Arm hinunter bis zur Wurzel des Daumennagels.

2. Der *Nierenmeridian* ist yin, seine Bewegungsrichtung ist zentripetal und das ihm zugeordnete Element ist Wasser. Er beginnt an der Fußsohle, läuft an der Innenseite des Beines aufwärts bis zu einem Punkt direkt über den Genitalien, von dort zur Brust, und endet an einem Punkt zwischen dem Schlüsselbein und der ersten Rippe.

3. Der *Dickdarmmeridian* ist yang, seine Bewegungsrichtung zentripetal und das ihm zugeordnete Element Metall. Er beginnt an der Wurzel des Zeigefingers, läuft den Arm hinauf bis zur Schulter, über den Hals und endet genau neben dem Nasenflügel.

4. Der *Milzmeridian* ist yin, zentripetal und dem Element Erde zugeordnet. Er beginnt an der Nagelwurzel des großen Zehs, läuft an der Innenseite des Beines aufwärts, seitlich über den Rumpf, und endet unterhalb der Achselhöhle.

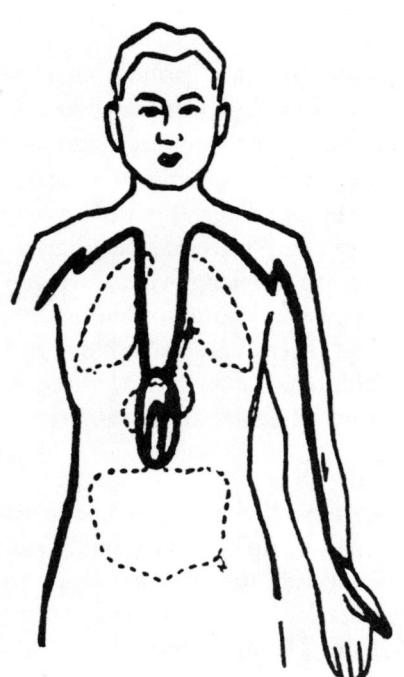

Lungenmeridian

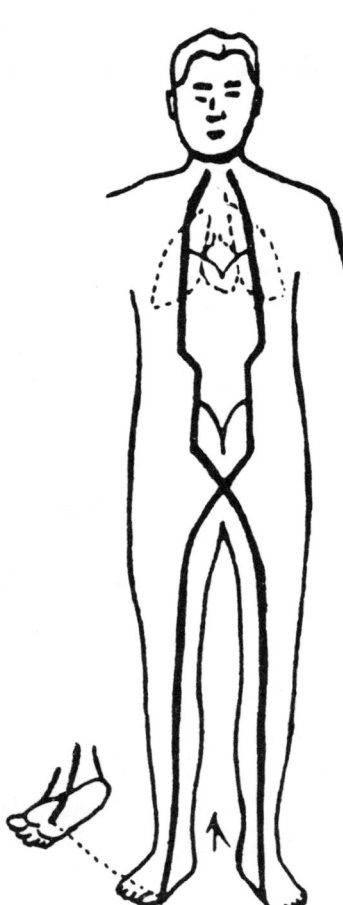

Nierenmeridian

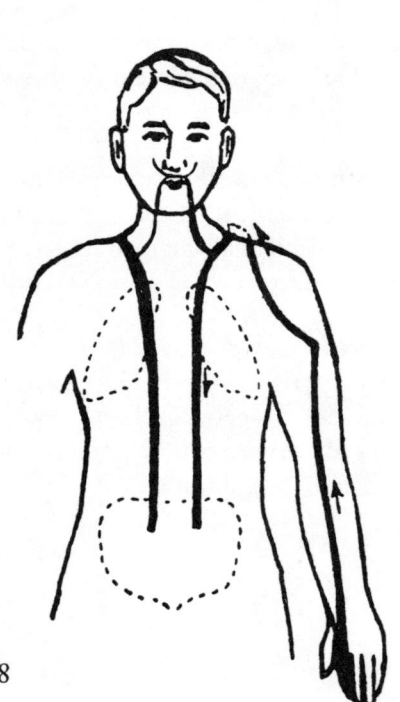

Dickdarmmeridian

5. Der *Gallenblasenmeridian* ist yang, zentrifugal und dem Element Holz zugeordnet. Er beginnt neben dem äußeren Augenwinkel, läuft durch mehrere Punkte am Kopf, seitwärts den Rumpf und das Bein hinunter und endet am zweiten Glied des vierten Zehs.

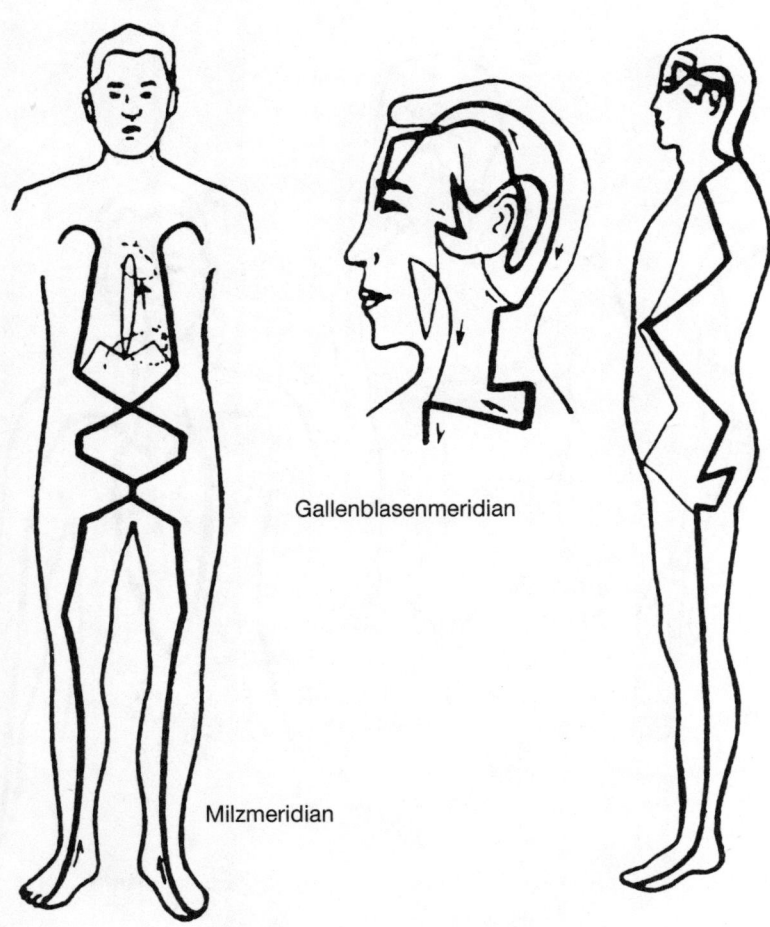

Gallenblasenmeridian

Milzmeridian

6. Der *Meridian des dreifachen Erwärmers* ist yang, zentrifugal und dem Element Feuer zugeordnet. Er beginnt an der Außenseite des Ringfingers (nahe dem kleinen Finger), läuft über die Hand und den Arm bis zum Kopf und endet direkt unter der Augenbraue.

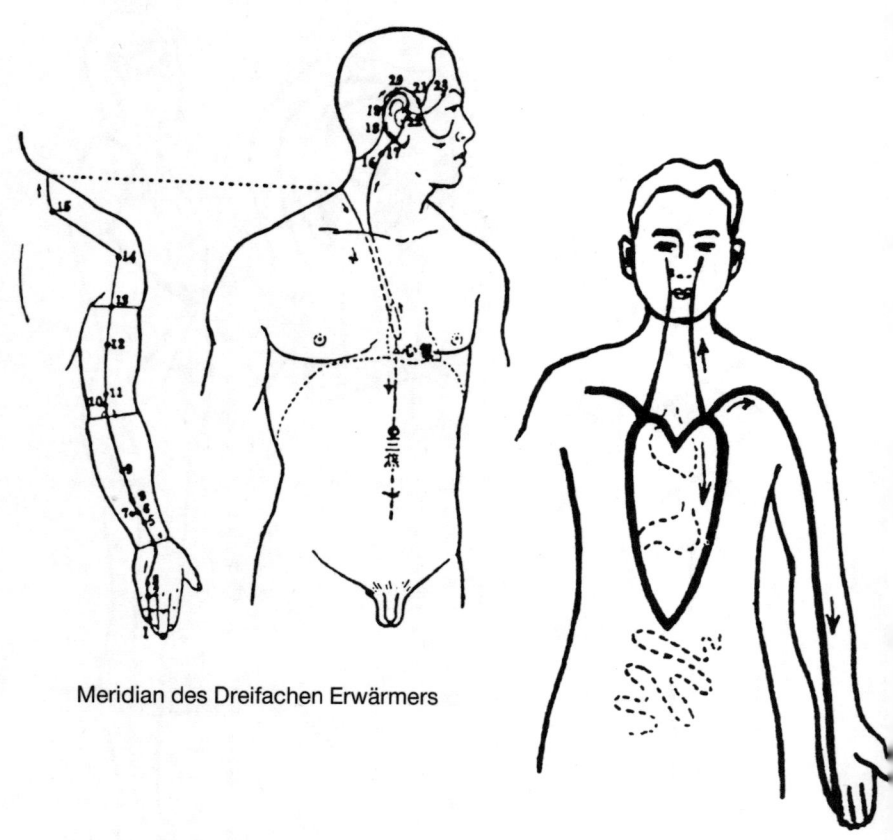

Meridian des Dreifachen Erwärmers

Herzmeridian

7. Der *Herzmeridian* ist yin, zentrifugal und dem Element Feuer zugeordnet. Er beginnt in der Achselhöhle und läuft über die Innenseite des Armes bis zur Wurzel des kleinen Fingers.

8. Der *Blasenmeridian* ist yang, zentrifugal und dem Element Wasser zugeordnet. Er beginnt am inneren Augenwinkel, läuft über den Scheitel neben der Wirbelsäule den Rücken abwärts, die Rückseite des Beines hinunter, und endet an der Nagelwurzel des kleinen Zehs.

9. Der *Magenmeridian* ist yin, zentrifugal und dem Element Erde zugeordnet. Er beginnt unter dem Auge, läuft seitlich über die Brust, den Unterleib, vorne am Bein entlang bis zur Nagelwurzel des zweiten Zehs.

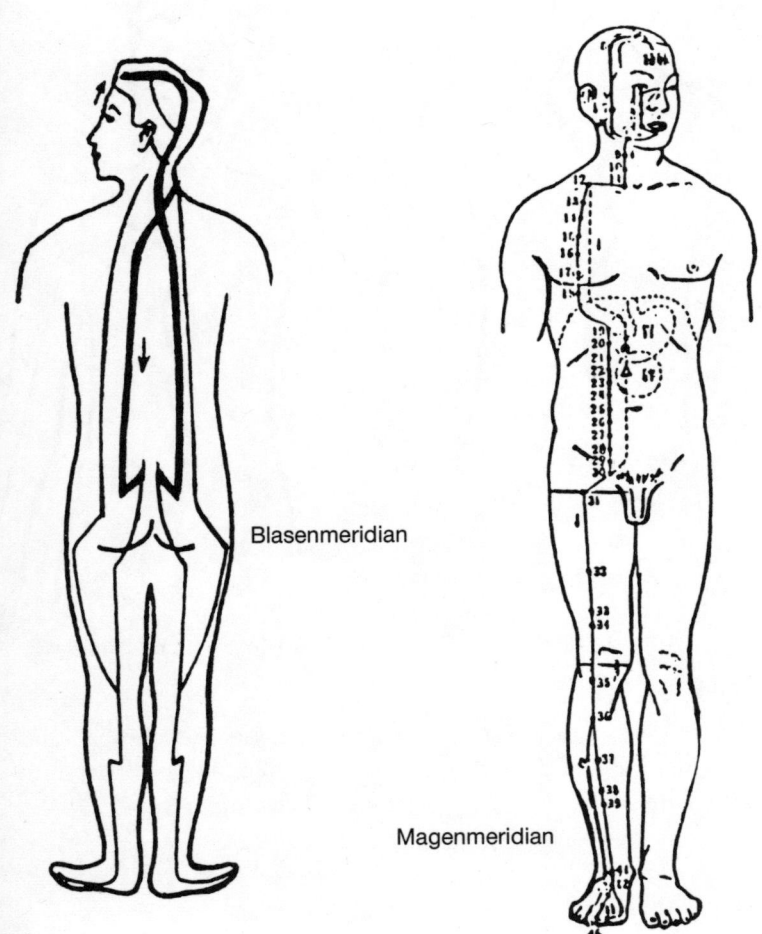

Blasenmeridian

Magenmeridian

10. Der *Dünndarmmeridian* ist yang, zentripetal und dem Element Feuer zugeordnet. Er beginnt an der Nagelwurzel des kleinen Fingers, läuft den Arm und seitlich den Hals aufwärts zur Vorderseite des Gesichts und zurück bis zum Ohr.

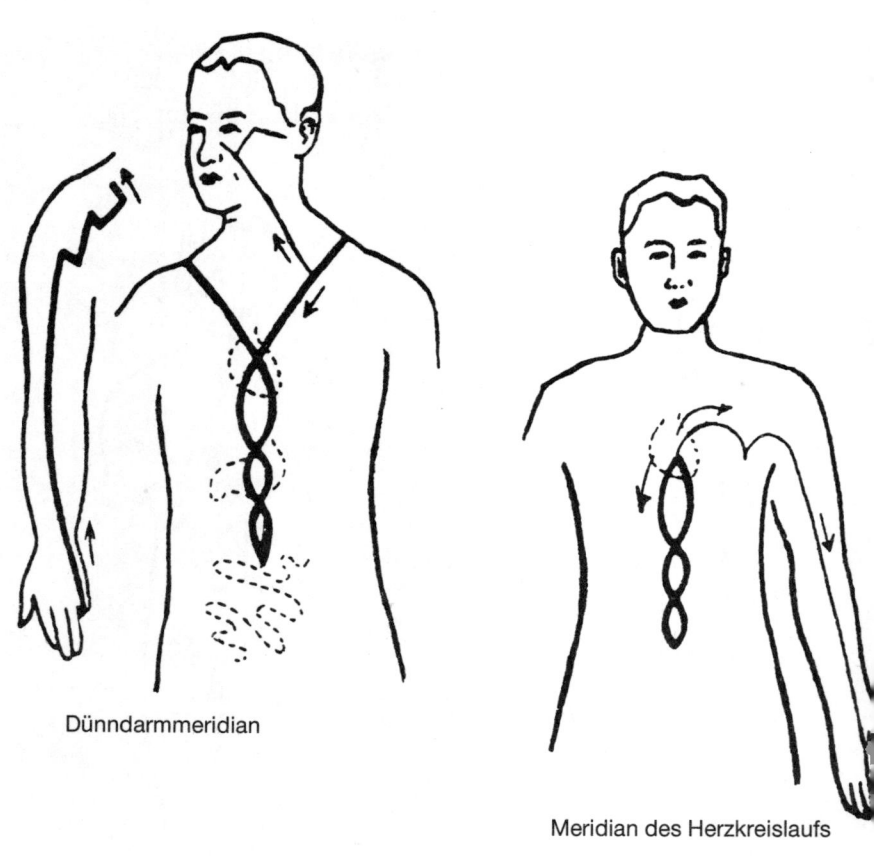

Dünndarmmeridian

Meridian des Herzkreislaufs

11. Der *Meridian des Herzkreislaufs* ist yin, zentrifugal und dem Element Feuer zugeordnet. Er beginnt auf der Brust und läuft über den Arm bis zur Nagelwurzel des Mittelfingers.

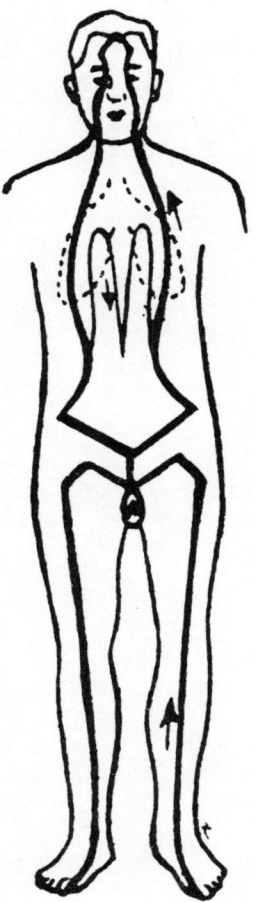

Lebermeridian

12. Der *Lebermeridian* ist yin, zentripetal und dem Element Holz zugeordnet. Er beginnt an der Nagelwurzel des großen Zehs, läuft das Bein hinauf, über den Unterleib und endet an einem Punkt unterhalb der Brustwarze.

KAPITEL VIER

Das Tao des Atmens (Ch'i)

In China beschäftigt man sich schon seit mehr als fünftausend Jahren mit der Erforschung des Atmens. Besonders die Taoisten haben von Atemtechniken Gebrauch gemacht, um Krankheit abzuwehren, die Jugend zu verlängern, Langlebigkeit zu erreichen und ihr höchstes Ziel: Unsterblichkeit. Viele Schulen der Kampfkunst, nicht nur T'ai Chi Ch'uan, verstärken ihre offensiven und defensiven Techniken mit Hilfe des Atmens. Aber viele Meister hüten ihre Geheimnisse; sie legen sie nie schriftlich nieder, sondern geben sie nur mündlich an aufrichtige Schüler weiter; vielleicht auch deswegen, weil man viele Aspekte des Atmens nicht in Worte fassen kann.

In den letzten Jahren ist das Interesse des Westens an diesem Thema gewachsen, und viele Ärzte wissen, daß Tiefatmung die Gesundheit bewahren und Krankheit heilen kann; aber sie beschreiben nicht die Technik und geben auch keine detaillierten Anweisungen. Mit dem zunehmenden Einfluß der östlichen Kultur wird dieses Thema jedoch in vielen Büchern und Zeitschriften behandelt. Und dennoch gibt es bis heute keine klare und systematische Beschreibung oder wissenschaftliche Analyse der Atemtechniken. In diesem Kapitel werde ich Atemtechniken im einzelnen darstellen, die die Grundlage von Meditation, T'ai Ch'i Chuan und der Shao Lin-Schule der Kampfkunst sind.

Außer Sauerstoff enthält die Luft, die wir atmen, eine Vielfalt an Elementen, zu denen Eisen, Kupfer, Zink, Fluor, Quarz, Rotzinkerz und Magnesium gehören. Diese Elemente erfüllen wichtige Funktionen im Körper. Durch eine Kombination von Körperübung und Atmen in den taoistischen Techniken können diese kostbaren Elemente besser aufgenommen und Abfallprodukte und Gifte ausgeschieden werden. Diese Techniken »stoßen«, wie Tschuang tse sagt, »das Alte aus, und nehmen das Neue auf.« Die Buddhisten vergleichen den Körper mit einem »schmutzigen Ledersack«, der alles Mögliche enthält – Gifte, Abfallstoffe, Knochen, Gewebe, Blut. Der Atem, so man rechten Gebrauch davon macht, kann diesen schmutzigen Sack reinigen und reparieren. Taoistische Atemtechniken kennen nicht nur die Mund- und Nasenatmung, sondern auch das fetale oder innere Atmen, das in diesem Kapitel näher besprochen wird.[1]

Wenn taoistische Übungen und Atemtechniken beschrieben werden, ist immer von *ch'i* die Rede. Dieser chinesische Begriff wird durch zwei Ideogramme dargestellt, die nah miteinander verwandt sind und gleich ausgesprochen werden. Das erste Ideogram, 氣 , bedeutet atmen, Luft, Dampf oder Gas, und bezeichnet den Akt des Atmens oder das, was wir einatmen – das heißt, die Aufnahme von Luft in die Lungen, in taoistischer Terminologie: *postnatales Atmen*. Vom zweiten Ideogramm, 炁 , heißt es, daß es »in der taoistischen Magie« verwendet wird. Es meint die Lebensenergie, die durch Verwandlung von *ching* (Flüssigkeit) in *ch'i* (Dampf) gewonnen wird, und zwar durch *pränatales Atmen*.

Die Begriffe des *pränatalen* und *postnatalen* Atmens finden sich in taoistischen Schriften und werden wie im letzten Diagramm des zweiten Kapitels symbolisch dargestellt. Die zugrunde liegende Idee ist folgende: Vor der Geburt muß der Fetus nicht ein- und ausatmen, weil sein Atemkreislauf an den der Mutter angeschlossen ist. Das sauerstoffreiche Blut erreicht den Fetus durch die Nabelschnur und strömt am Nabel in den Bauch. Die pränatale Atmung ist also Bauchatmung. Nach der Geburt ist diese Atmung natürlich nicht mehr möglich, weil die Nabelschnur durchschnitten ist. Nun müssen die Lungen diese Funktion übernehmen, und man spricht deswegen von postnatalem Atmen. Die meisten Menschen atmen nur mit ihrer Kehle und ihren Lungen, so daß sich der pränatale Atem im Bauch versteckt, ohne sich je mit dem postnatalen Atem zu vereinigen. Eben um diese Vereinigung geht es jedoch in der Meditation und im T'ai

---

[1] Tschuang tse.

56

Chi Ch'uan. Wenn der Meditierende den postantalen Atem in die Lungen bis hinunter zum Nabel zieht, dann steigt der pränatale Atem aus dem Unterbauch zum Nabel hinauf, wo er sich mit dem postnatalen Atem vereinigt. Beim Ausatmen steigt der postnatale Atem wieder auf und entweicht aus den Lungen, während der pränatale Atem wieder in den Unterbauch hinabsinkt. Die Vereinigung des pränatalen und postnatalen Atmes während der Meditation wird in verschiedenen Bildern dargestellt. Man spricht von der Vereinigung von Feuer und Wasser (von Li und K'an). Oder es heißt »Die Sonne weilt im Palast des Mondes«. Im T'ai Chi T'u-Diagramm, das am Ende des zweiten Kapitels abgebildet ist, repräsentiert die dünne, dunkle Linie im weißen Teil des Kreises den postnatalen Atem und die dünne weiße Linie im schwarzen Teil des Kreises den pränatalen Atem. In den Trigrammen Li ☲ und K'an ☵ wird der pränatale Atem durch den Yangstrich zwischen den zwei Yinstrichen in Kan symbolisiert, und der postnatale Atem durch den Yinstrich zwischen den zwei Yangstrichen in Li.

Auf einer sehr hohen Stufe der Meditation gibt es das Phänomen des fetalen Atmens, bei dem der Meditierende wie der Fetus ohne Ein- und Ausströmen von Luft atmet. Auf dieser Stufe, auf der es auch keinen Pulsschlag mehr gibt, transzendiert der Meditierende vollkommen das bewußte Denken und erreicht den Zustand der »Großen Ruhe«. Dies ist die höchste Stufe der Erleuchtung und das Ziel der taoistischen Meditation. (Die buddhistische Meditationstradition kennt einen ähnlichen Zustand, hat dafür aber andere Begriffe.)

Die ersten Erkenntnisse über den Atem werden Huang Ti, dem Gelben Kaiser, zugeschrieben. Als Wegbereiter der chinesischen Medizin, betonte Huang Ti die heilenden Aspekte des Atmens. Er nannte seine Technik Tu Na. *Tu* heißt ausatmen und *na* heißt einatmen. Es heißt, daß er mit Hilfe dieser Technik hundert Jahre lang regiert habe. Vielleicht hat er auch von sexuellen Methoden Gebrauch gemacht, denn Huang Ti soll hundert Frauen gehabt haben. Einer seiner weiblichen Beamten (vielleicht war sie auch eine Konkubine) mit Namen Yu Nu (das Jademädchen) wird das *Yu Nu ching* zugeschrieben, eine Aufzeichnung sexueller Techniken in der Form von Fragen von Huang Ti und Antworten des

Jademädchens. Es wurde auf Japanisch und Englisch übersetzt.[2] Diese sexuellen Techniken können nur durch richtiges Atmen gemeistert werden.

In den chinesischen Annalen gibt es einen P'eng Tzu, der mehr als achthundert Jahre gelebt hat, von der Yao-Dynastie (2357–2283 v. Chr.) bis zur Shang-Dynastie (1783–1054 v. Chr.). Er wird auch von Konfuzius und Tschuang tse erwähnt. Zwar weiß man wenig über sein Leben, aber er soll eine Atemtechnik entwickelt haben, die ihn dieses unerhörte Alter erreichen ließ.

Von Lao tse sind keine Übungstechniken überliefert, aber die Laute *fu* und *shi*, die zur Grundlage eines therapeutischen Atemlautsystems wurden, das von Tschuang tse weiterentwickelt wurde: »FU, SHU, HU und SHI – blasen und atmen mit offenem Mund; einatmen und ausatmen – den alten Atem ausstoßen und neuen aufnehmen . . .«[3] Das Verdienst von Tschuang tse ist die Weiterentwicklung und Verfeinerung des Tao Yin: »Bewege dich wie ein kletternder Bär, strecke dich wie ein Vogel.«[4] Tao Yin ist nicht nur eine Bewegung, sondern sollte mit dem Atmen verbunden werden.

Ein Kommentar von Tschuang tse zu dieser Stelle beschreibt das Wesen der Bewegung: »Tao bedeutet die Lenkung des Atems, um Harmonie hervorzurufen, und Yin meint die geschmeidige und gleichmäßige Bewegung durch Strecken und Zusammenziehen, die den Körper weich macht.« Die rhythmische, fließende Übung der Form wurde so zu einem wesentlichen Bestandteil des T'ai chi Ch'uan.

Ch'i Wu Luen vergleicht *ch'i* mit dem Wind, der überall eindringt, in jeden Hohlraum des Körpers – nicht nur in den Mund und die Nasenlöcher, sondern auch in die Ohren und die inneren Organe. Wenn man durch den Tu Mo, das Lenkergefäß atmet, dann kann das *ch'i* sogar die Fersen erreichen.

Menzius, ein konfuzianischer Philosoph, war, wie viele vor ihm, der Meinung, daß der Geist der Herr des *ch'i* sei und ihm gebieten könne, und daß das *ch'i* den ganzen Körper

---

[2] Siehe Akira Ishihara und Howard S. Levey, Übers., *The Tao of Sex*. Harper & Row, New York 1968.
[3] Tschuang tse.
[4] Ibid.

durchströme. Menzius wußte, wie man vom *ch'i* Gebrauch macht; er wurde 84 Jahre alt und lebte damit elf Jahre länger als Konfuzius. Seine Ideen wurden später zu einer äußerst wichtigen Informationsquelle für das T'ai Chi Ch'uan.

Mehrere hundert Jahre nach Menzius in der Han-Dynastie (200 v. Chr. – 200 n. Chr.) wurden viele Bücher über Meditation und Atmen geschrieben, wie das *Ts'an tung ch'i* von Wei Po und die Werke von Chang Tao Ling, einem Magier und Alchemisten, der viel über Meditation und Magie geschrieben hat.

Der große Alchemist Ko Hung setzt sich in seinem Buch *Po pu tze* klar und wissenschaftlich mit Atemtechniken auseinander. Viele seiner Vorstellungen gewann er durch die Beobachtung von Tieren, wie der geduldigen Schildkröte und dem friedvollen Kranich. In dem Kapitel »Über die Unsterblichen« sagt Ko: »Die Unsterblichen machten von Kräutern und Nahrung Gebrauch, um ihren Körper zu ernähren. Sie machten von der Technik [des Atmens und der Körperübung][5] Gebrauch, um ihr Leben zu verlängern, die Entstehung von Krankheit im Innern des Körpers zu verhindern und äußere Angriffe auf die Gesundheit abzuwehren.«[6] Atem- und Körperübungen machen den Körper stark und gesund und stählen ihn gegen Einflüsse von außen. So kann man an kalten Tagen beobachten, wie sich einer fest in Mantel, Schal und Mütze wickelt, während ein anderer leicht angezogen ist. Der Unterschied zwischen den beiden besteht darin, daß der eine gesund ist und der andere nicht. Ebenso wird von zwei Menschen unter gleichen Bedingungen einer krank und der andere nicht. Ein gesunder Körper hat ein starkes Immunsystem.

Im Kapitel »Äußerst logisch« schreibt Ko Hung: »Jeder ist von Luft umgeben und in jedem ist Luft. Die Erde wie alle anderen Geschöpfe des Himmels bedürfen der Luft. Wer den Atem wahrhaft zu nutzen weiß, der stärkt den Körper von innen und schützt ihn gegen Schaden von außen. Die Menschen machen jeden Tag Gebrauch davon (fetales Atmen), aber sie wissen es nicht.«[7] Die äußere Luft ist die Atmosphäre der Erde. Die Luft im Körper ist Sauerstoff und der pränatale oder fetale Atem.

---

[5] Lee.
[6] Ko Hung.
[7] Ibid.

Jeder weiß, wie wichtig Sauerstoff ist, aber nur wenige Menschen sind sich der pränatalen Atmung bewußt. Wenn ein Mensch eines natürlichen Todes stirbt, dann deswegen, weil er den pränatalen Atem erschöpft hat. Die Buddhisten sagen: »Wenn das Öl verbraucht ist, geht die Lampe aus.« Meditative Atemtechniken können das Öl vermehren, so daß die Lampe lange brennt, das heißt, das Leben verlängert wird.

Taoistische Atemtechniken

Wir haben nun theoretisch über die taoistische Sicht des Atmes gesprochen. Jetzt wollen wir einige praktische Übungen betrachten.

Inneres Atmen

Obwohl diese Technik üblicherweise im Sitzen praktiziert wird, behandle ich sie als eine Form der Meditation im Stehen, denn sie kann immer und überall angewandt werden. Sie ist besonders wirksam, wenn sie draußen, in sauerstoffreicher Luft geübt wird. Verbunden mit Bewegung ist dies eine einfache Technik für Anfänger. Man kann dabei auch auf einem Stuhl sitzen oder liegen. Die Meditationshaltung ist jedoch am besten. (Siehe Kapitel 6, Meditation im Stehen).

Ich wende diese Technik jeden Tag an; dabei spüre ich, wie mein Blut durch meine Venen und Arterien zirkuliert, und meine Füße werden sehr warm. Wer sich für die tieferen Hintergründe dieser Technik interessiert, der findet sie im Buch *Taoist Yoga* von Lu K'uan dargestellt.

Nabel- und Tan-T'ien-Atmung

Diese Technik kann im Sitzen, Stehen, Gehen oder Liegen geübt werden, an jedem beliebigen Ort und so oft Sie wollen.

Atmen Sie ein und ziehen Sie den Sauerstoff nach unten und den fetalen Atem nach oben bis zum Nabel. Dann bringen Sie mit Ihrem Bewußtsein das *ch'i* hinunter zum *tan-t'ien*. Halten Sie es dort eine Minute oder mehr. Dann atmen Sie aus. Wenn Sie spüren, daß Ihr ganzer Körper entspannt ist, atmen Sie wieder ein. Benutzen Sie Ihr Bewußtsein, um das *ch'i* über das *tan-t'ien* (den Unterbauch) zum Rücken zu führen, dann zum Scheitelpunkt und von dort in den Mund. (Wenn sich Speichel im Mund bildet, dann schlucken Sie ihn und stellen sich vor, daß er bis in den Bauch hinab fließt.) Dann atmen Sie wieder aus und fahren mit dem Üben fort.

Schon nach kurzer Zeit wird sich Ihr Körper entspannt und warm anfühlen. Sie werden gurgelnde Geräusche in Ihrem Bauch hören.

Vom Gehirn zu den Nieren atmen

Meist wird von der Nase zum *tan-t'ien* geatmet, über die Vorderseite des Körpers abwärts. Die folgende Technik verkehrt diese Reihenfolge: Der Atem steigt hinauf zum Kopf und fließt von dort zu den Nieren oder dem unteren Rücken.

Atmen Sie ein und ziehen Sie mit Ihrem Bewußtsein das *ch'i* hinauf in die Stirn, zum Scheitel, und abwärts durch den Tu Mo, das Lenkergefäß. Atmen Sie in die Nieren aus. Dann atmen Sie wieder ein und ziehen mit Ihrem Bewußtsein das *ch'i* zum Kopf hoch und hinunter zur Nase. Atmen Sie aus. Beim Einatmen werden Sie Klarheit und Ruhe in sich spüren. Die Nieren sind wichtiger als das Herz und wichtiger als der Bauch. Die Buddhisten sagen: »Die Niere ist die Wurzel des Lotos. Das Herz ist die Lotosblüte.« Ich möchte hinzufügen, daß die Lungen die Blätter sind. Es ist wichtiger die Wurzel zu düngen, als die Blätter und die Blüte zu gießen. (Siehe Abbildung auf S. 54)

Ch'i in den Kampfkünsten

Viele Menschen im Westen fasziniert an den östlichen Kampfkünsten am meisten die Möglichkeit, die *ch'i*-Kraft zu wecken. Wenn der Körper mit *ch'i* angefüllt ist, dann ist er sehr stark – so stark wie die Reifen eines Lastwagens, wenn sie mit Luft gefüllt sind. Sind die Reifen voll, so kann der Lastwagen schwere Lasten über weite Strecken transportieren. Ohne Luft sacken die Reifen jedoch zusammen und können das Gewicht des Lastwagens nicht mehr tragen.

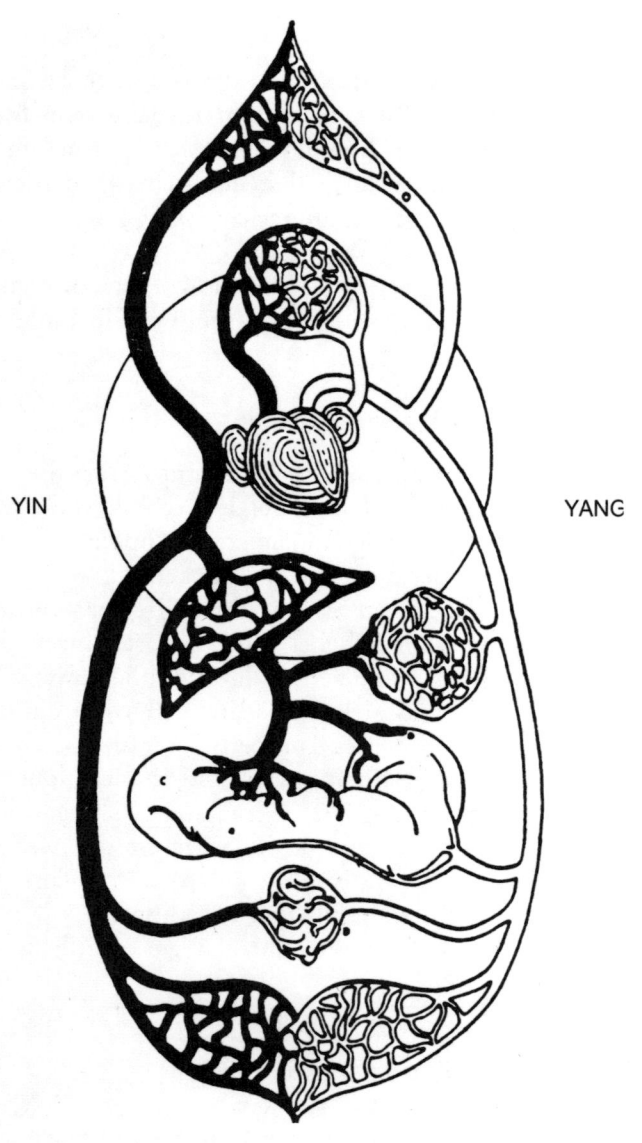

YIN YANG

Vom Gehirn zu den Nieren atmen: To Mo und Jen Mo

Die Kraft des *ch'i* wird in den Großtaten der Kampfkunstmeister deutlich. Es gibt eine Geschichte über Moslem Sa, den »Meister der Eisenkleider« (so genannt, weil er so furchtlos war, als würde ein Eisenpanzer seinen Körper schützen), der seine Technik mit Hilfe eines großen Baumstamms demonstrierte. Der waagrecht aufgehängte Stamm wurde von zwei starken Männern angehoben und fallen gelassen, so daß er gegen den Leib des Meisters prallte. Dieser blieb reglos und unverletzt stehen.

Auch die großen Tai Chi Ch'uan-Meister machten von der Kraft des *ch'i* Gebrauch. Wan Tsung-yueh schrieb in seinem Kommentar zu den »Dreizehn Stellungen«: »Wenn du dich auf den Angriff vorbereitest, dann lade dich mit *ch'i* auf (einatmen), als würdest du einen Bogen spannen. Mache dabei gleichzeitig den Summton »Hun«. Wenn du angreifst, dann lasse das *ch'i* los (ausatmen), so als würdest du den Pfeil abschießen, und mache dabei den Lachton »Ha«.«[8]

Es wird erzählt, daß Meister Yang Chien Hou (1842–1917) sich einmal draußen im Hof von einem Schüler in den Bauch schlagen ließ. Plötzlich stieß er den Laut ›Ha‹ aus. Der Schüler flog zwanzig Fuß weit nach hinten – so stark war die Kraft des *ch'i*, die durch das »Ha« freigesetzt wurde.

Das *ch'i* muß langsam und allmählich angesammelt werden. Tschuang tse sagt: »Es ist wie das Kräftesammeln des Windes, wenn er nicht stark ist, wird er auch keine großen Flügel heben können.«[9] Beginnend als sanfte Brise, muß der Wind allmählich zum Tornado werden. Die sanfte Brise kann nicht einmal das schwache Gras bewegen. Aber wenn die Brise sich in einen Tornado verwandelt, dann kann dieser Bäume entwurzeln, Häuser durch die Luft wirbeln und hohe Gebäude zum Einsturz bringen. Menzius sagt über das *ch'i*: »Es ist außerordentlich groß und außerordentlich stark. Genährt von Rechtschaffenheit und ohne Schaden zuzufügen, füllt es den Raum zwischen Himmel und Erde.«[10]

---

[8] Wang Tsung-yueh.
[9] Tschuang tse.
[10] Mencius, *The Chinese Classics,* Bd. 2. *The Works of Mencius,* übers. von James Legge, S. 190. Hong Kong Univ. Press, Hong Kong 1960.

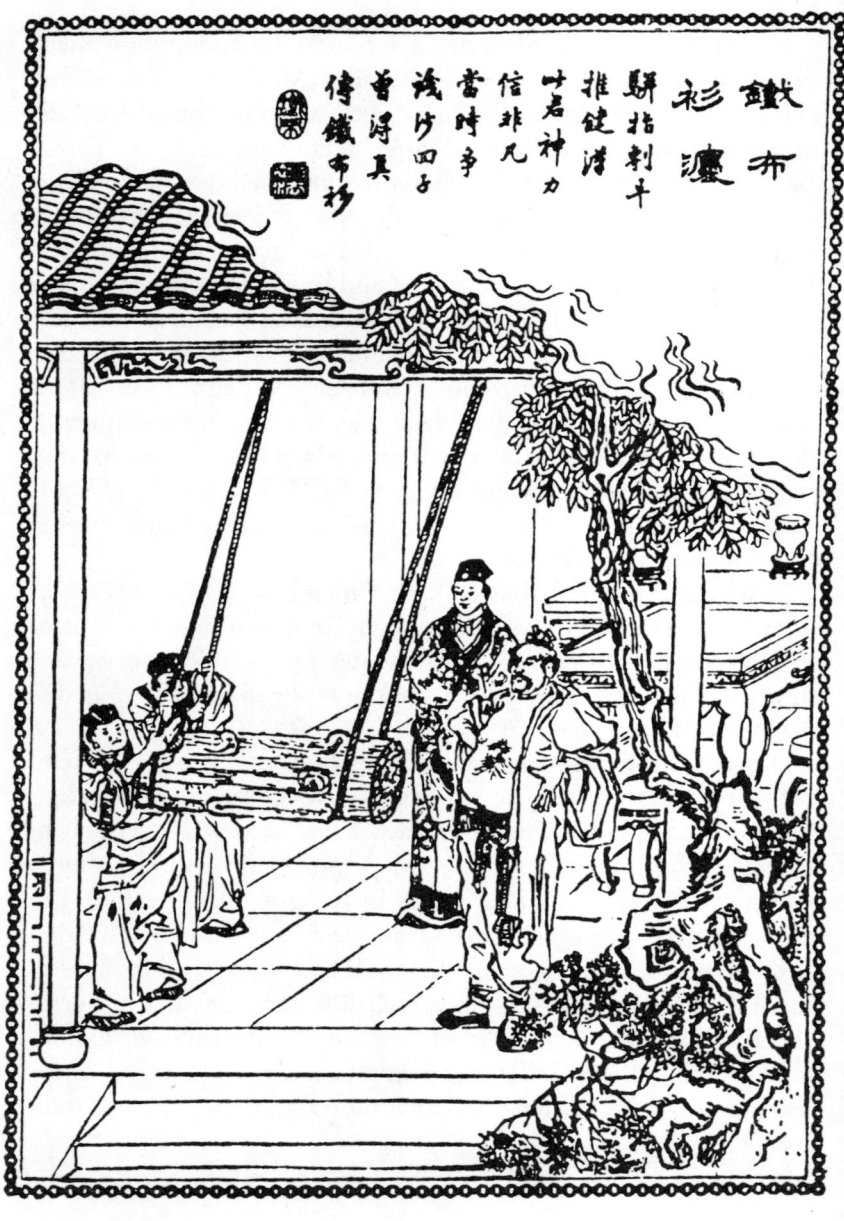

Seite 58 *Moslem Sa demonstriert die Kraft des ch'i.*

Quelle: *Liao Tza* von P'u Sun Ling. Ein Buch mit Kurzgeschichten aus der frühen Ching-Dynastie.

Um *ch'i* im Körper anzusammeln, ist es notwendig, regelmäßig und geduldig zu üben. Menzius schrieb: »Laß den Geist nicht seine Arbeit vergessen, aber lasse nicht zu, daß er das natürliche Wachstum stört.«[11] Beim Üben soll man nicht versuchen, Ergebnisse zu forcieren. Menzius fährt fort: »Wir wollen nicht sein wie der Mann aus Sung. Es gab einen Mann in Sung, dem es Kummer bereitete, daß sein Getreide nicht länger war, so riß er es aus. Als er damit fertig war, kehrte er nach Hause zurück, machte ein sehr dummes Gesicht und sagte zu seinen Leuten: »Ich bin heute müde. Ich habe dem Getreide geholfen, lang zu wachsen.« Sein Sohn rannte los, um es anzuschauen, mußte aber sehen, daß es verdorrt war.«[12]

---

[11] Ibid.
[12] Ibid.

KAPITEL FÜNF

Das Zunehmen und Abnehmen von Ch'ien und K'un

Einer meiner T'ai Chi- und Meditationsmeister sagte einmal zu mir: »Wenn du Meditation lernen willst, dann mußt du erst das *I Ging* und das *Tao te king* lesen und andere Werke, die vom Tao handeln.« Er sagte auch, man müsse Bücher über Medizin, Physiologie und Anatomie lesen, besonders solche, die sich mit Akupunktur befassen. Dieses Wissen ist eine wesentliche Voraussetzung, um die Energiebahnen und -zentren im Körper zu verstehen, die in der Meditation aktiviert werden. Hier wollen wir uns nun mit der Bedeutung des *I Ging* für T'ai Chi Ch'uan und Meditation befassen.

Die chinesischen Begriffe der Meditation stammen in erster Linie aus dem *I Ging*. Sie sind sowohl in der »Großen Abhandlung« enthalten, wie in den *I Ging*-Hexagrammen; diese bestehen aus sechs Linien, die entweder gebrochen oder ungebrochen sind.[1] Von besonderer Bedeutung sind die zwölf »Kalenderhexagramme«, die den zwölf Monaten des Jahres zugeordnet sind und den zwölf Zentren entsprechen. Sie symbolisieren auch den Prozeß der Zunahme und Abnahme von Ch'ien (yang), dem schöpferischen Prinzip, und K'un (yin) dem empfangenden Prinzip. In der *Großen Abhandlung* heißt es: »Darum nannten sie das Schließen der Pforten das Empfangende [einatmen], und das Öffnen der Pforte nannten sie das Schöpferische [ausatmen]. Den Wechsel zwischen Schließen und Öffnen nannten sie Veränderung. Das Hin- und Hergehen ohne Aufhören nannten sie das Durchdrin-

---

[1] Die Kernzeichen bilden sich aus den mittleren vier Linien. Das untere Kernzeichen wird durch die Linien auf Platz zwei, drei und vier gebildet, das obere Kernzeichen durch die Linien auf Platz drei, vier und fünf. (Anm. d. Übers.)

gen.[2] Laut Wilhelm, dem Übersetzer des *I Ging,* entspricht das Schließen und Öffnen der Pforten der Atmung. Die Vor- und Rückwärtsbewegung ist ein Grundprinzip des T'ai Chi Ch'uan. Durchdringen bezieht sich auf jene Ebene der Meditation, auf welcher der Meditierende Meisterschaft in der geistigen wie in der körperlichen Sphäre erreicht hat und sich in der Zeit vor und zurück bewegen kann.

In den Hexagrammen wird das Anwachsen der (positiven) Yangkraft durch den schrittweisen Aufstieg der ungebrochenen Linien von unten nach oben zum Ausdruck gebracht; dies repräsentiert die Zunahme von Ch'ien und die Abnahme von K'un. Der Prozeß vollzieht sich in den ersten sechs Monaten des Jahres, und die einander folgenden Hexagramme haben jeweils eine feste Linie mehr. Auf der Höhe der Yangphase besteht das Hexagramm ausschließlich aus festen Strichen. Nun tritt die Yinkraft (symbolisiert durch die gebrochene Linie) wieder von unten in das Zeichen ein und verdrängt allmählich das Yang. K'un nimmt zu und Ch'ien nimmt ab. Dieser Prozeß ist ein Spiegelbild der Naturkräfte und repräsentiert den Jahreslauf vom Keimen des Samens, über Wachstum, Blüte und Frucht bis zur Ernte. Auf diesen Zusammenhang zwischen den Jahreszeiten und dem Prozeß der Meditation verweist auch der Titel eines taoistischen Werkes über Meditation, das auf Deutsch *Das Geheimnis der Goldenen Blüte* heißt. Darin wird Meditation mit einer Pflanze verglichen, die wächst, welkt und neu geboren wird.

In der Meditation wird das Entstehen des Elexiers (*tan*) oder der spirituellen Kraft als natürliches Wachstum gesehen, das gepflegt werden muß. Der Meditationszyklus beginnt in der Mitte des Körpers, dem *tan-t'ien,* dem Feld (*t'ien*), auf welches der Same des Elexiers gesät wird. Dieses Feld liegt drei bis vier Zentimer unter dem Nabel. Sowohl im T'ai Chi Ch'uan wie in der Meditation sinkt der Atem mit Hilfe des Bewußtseins zum *tan t'ien* hinunter. Das *ch'i* wird wie ein Ochse eingespannt, um das Feld zu pflügen. In buddhistischen Schriften wird vom *ch'i* oft als dem weißen Ochsen gesprochen, der den Acker pflügt und die Samen sät, die unter der Erde zu keimen beginnen, während

---

[2] *I Ging,* S. 294

die Wurzeln nach unten wachsen. Die Wurzeln werden durch das erste Kalenderhexagramm symbolisiert, Fu, das dem Zentrum *wei-lu* am Steißbein entspricht. *Wei-lu* heißt »Tor des Schwanzes«, der Ort, an dem der Kreislauf des Elexiers in der Meditation seinen Anfang nimmt.

FU ≡≡ DIE WIEDERKEHR

Das Hexagramm Fu (Die Wiederkehr) besteht aus den Trigrammen K'un (Erde) oben und Chen (Nebenbedeutung: Holz) unten. Beide Kernzeichen sind K'un. Daraus ergibt sich als Bedeutung des ganzen Hexagramms »Wurzeln tief in der Erde«. Im T'ai Chi Ch'uan entspricht dieses Hexagramm den Füßen, auf denen der Übende so fest steht, wie ein tief verwurzelter Baum. In den *Classics of T'ai Chi Ch'uan* heißt es:»Die Energie wurzelt in den Füßen, sie entwickelt sich in den Beinen und wird von der Körpermitte gelenkt.« Das untere Trigramm (Chen) bedeutet »Empordringen«. Die Lebenskraft wird also von den Wurzeln nach oben gelenkt, vom *wei-lu* zu den anderen Zentren.

Das Hexagramm Fu entspricht dem chinesischen elften Monat, der Zeit der Wintersonnenwende, wenn die Bäume kahl sind, die Lebenskraft in den Wurzeln aber schon wieder erwacht. Es steht auch für Mitternacht, wenn alles still ist und die Kraft gerade wieder zu steigen anfängt. Das Yin, das Negative oder die Ebbe hat ihre größte Ausdehnung gerade überschritten, und die positive Yangkraft setzt wieder ein. Die Taoisten glauben, daß dies die beste Zeit ist, um mit der Meditation anzufangen, denn jetzt beginnt das innere Elexier zu keimen und *ch'i* ist auf dem Höhepunkt seiner Kraft.

LIN ≡≡ DIE ANNÄHERUNG

Das nächste Kalenderhexagramm ist Lin, in dem eine weitere ungebrochene Linie zu der einen festen in Fu hinzukommt. Das Hexagramm besteht also aus zwei ungebrochenen Linien unter vier gebrochenen Linien, die anzeigen, daß das Yang im Wachsen begriffen ist. Das obere Trigramm ist K'un (Erde) und das untere

Trigramm Tui (Das Heitere). Das untere Kernzeichen, bestehend aus zwei gebrochenen Linien über einer festen, ist Chen, und das obere Kernzeichen K'un. Die feste Kraft, die ungebrochene Linie, steigt also auf und durchdringt.

Der Kommentar zur Entscheidung des Hexagramms Lin sagt: »Das Feste dringt ein und wächst.« Im T'ai Chi Ch'uan steigt die Energie von den Füßen nach oben in die Beine. Der Kommentar sagt weiter: »Das Feste ist in der Mitte . . .« Das heißt, daß die Energie in der Mitte des Beines zentriert werden soll. Schließlich heißt es: »›Großes Gelingen durch Korrektheit‹; das ist der Lauf des Himmels.« Sowohl für T'ai Chi Ch'uan wie für Meditation gilt, daß die korrekte Haltung des Übenden die Voraussetzung ist, damit das *ch'i* durch die Wirbelsäule aufsteigen und auf der Vorderseite des Körpers wieder zum *tan t'ien* absinken kann, was als Großer himmlischer Kreislauf bezeichnet wird. Das Hexagramm Lin entspricht dem *shun-fu*, dem nächsten Zentrum nach dem *wei-lu*.

T'AI ䷊ DER FRIEDE

Im nächsten Hexagramm, T'ai (Der Friede), kommt noch eine weitere ungebrochene Linie hinzu. Es besteht aus drei ungebrochenen Linien unter drei gebrochenen Linien. Das untere Trigramm ist Ch'ien (Himmel), während das obere Trigramm wieder K'un (Erde) ist. Das Hexagramm T'ai entspricht dem ersten Monat des chinesischen Jahres (Februar-März), der als Frühlingsanfang betrachtet wird. Das Hexagramm steht auch für das nächste Zentrum in der Mitte der unteren Hälfte der Wirbelsäule, dem *hsuan-hsu*.

Im Kommentar heißt es: »Auf diese Weise vereinigen sich Himmel und Erde, und alle Wesen kommen in Verbindung.« Man erzielt Einheit durch die Verbindung von Meditation und T'ai Chi Ch'uan. Der Kommentar sagt weiter: »Obere und Untere vereinigen sich, und ihr Wille ist gemeinsam.« Sowohl in der Meditation wie im T'ai Chi Ch'uan muß der Übende seinen Willen vereinheitlichen; er muß sich konzentrieren, ohne seine Gedanken abschweifen zu lassen. Der Kommentar fügt hinzu, daß »innen Stärke und außen Hingebung ist . . .« Das heißt, der Übende muß im T'ai Chi Ch'uan außen weich und innen fest sein. Schließlich deuten die drei gebrochenen Linien des oberen Trigramms darauf hin, daß der Atem ungehindert in den Unterleib strömen kann, während die drei ungebrochenen Linien des unteren Trigramms auf die Festigkeit des unteren Teils des Körpers weisen.

Es gibt noch eine weitere bemerkenswerte Eigenschaft dieses Hexagramms: Wenn wir die zweite mit der fünften Linien vertauschen, dann erhalten wir unten das Trigramm Li (Feuer), nämlich eine gebrochene Linie zwischen zwei ungebrochenen, und oben das Trigramm K'an (Wasser), nämlich eine ungebrochene Linie zwischen zwei gebrochenen. Das so entstehende Hexagramm repräsentiert die Einheit von K'an und Li. Im Körper bedeutet es, daß das Feuer, welches im Herzen entspringt, an den Platz des Wassers im Unterleib geht. So wird *ching*, die Sexualenergie, durch das Feuer gereinigt und verwandelt sich in *ch'i*, Lebenskraft, die während der Meditation durch den Körper kreist. (Hinzu kommt, daß die Hitze, die während der Meditation und des Übens von T'ai Chi Ch'uan im Körper entsteht, überflüssiges Wasser verdunsten läßt, durch das viele Krankheiten verursacht werden.)

TA CHUANG *DES GROSSEN MACHT*

Nach T'ai folgt das Hexagramm Ta Chuang, Des großen Macht, das dem zweiten Monat entspricht und dem nächsten Zentrum in der Mitte der oberen Hälfte der Wirbelsäule, genannt *chai-chi* zugeordnet ist. Das obere Trigramm ist Chen (Das Erregende); das untere Trigram Ch'ien (Das Schöpferische, stark und fest); die Kernzeichen sind Ch'ien und Tui (Das Heitere). Die Struktur des Hexagramms ist also sehr stark, so wie die Wirbelsäule des Meditierenden oder T'ai Chi Ch'uan-Übenden. Die ungebrochenen Linien, die Yang und Ch'ien repräsentieren sind immer noch im Aufsteigen begriffen. So steigt auch das *ch'i* weiter die Wirbelsäule empor.

Der Kommentar zu diesem Hexagramm sagt: »Macht in den Zehen. Fortmachen bringt Unheil.« Damit ist gemeint, daß der

T'ai Chi-Übende das Gleichgewicht wahren muß, ohne jedoch in einer bestimmten Position zu verharren. Die Bewegungen müssen weich und fließend sein, aber beherrscht. Im Kommentar zur zweiten Zeile heißt es: »Daß die Neun auf zweitem Platz durch Beharrlichkeit Heil findet, kommt daher, daß sie an zentraler Stelle ist.« Das stimmt mit dem Prinzip von Meditation und T'ai Chi Ch'uan überein, daß man nämlich seinen Geist und seinen Körper zentrieren muß.

Der Kommentar zur dritten Linie heißt: »Der Gemeine wirkt durch Macht. Der Edle wirkt nicht so. Ein Ziegenbock stößt gegen eine Hecke und verwickelt seine Hörner.« Übertragen auf das T'ai Chi bedeutet das, daß man niemals von Muskelkraft Gebrauch macht, weder bei den Bewegungsfolgen noch bei der Selbstverteidigung, vielmehr ist man geschmeidig und nachgiebig, aber im Inneren stark. Auch der Meditierende setzt nicht seine Stärke, seine Willenskraft oder bewußte Anstrengung ein, um seinen Geist leer zu machen, denn all das sind Aktivitäten des Egos, die nur schaden.

Der Kommentar zur vierten Linie heißt: »Die Hecke öffnet sich, es gibt keine Verwicklung.« Wer bei der Ausführung des T'ai Chi nachgibt und einem Angriff ausweicht, der schützt sich vor Verwicklung und Schaden. Schließlich spricht der Kommentar von einem Bock, der gegen eine Hecke stößt. »Er kann nicht zurück, er kann nicht voran.« Damit werden sowohl der T'ai Chi-Übende wie der Meditierende davor gewarnt, durch übermäßiges Streben ihr Gleichgewicht zu verlieren. Wenn der T'ai Chi-Übende aus dem Gleichgewicht kommt, dann »verwickelt« er sich; bei der Meditation kann man durch exzessive Anstrengung körperlich und geistig Schaden nehmen.

KUAI ☱☰ *DER DURCHBRUCH*

Das Hexagramm Kuai besteht aus fünf Yanglinien und einer Yinlinie ganz oben. Das obere Trigramm ist Tui (Das Heitere), das untere Trigramm ist Ch'ien (Das Schöpferische). Beide Kernzeichen sind Ch'ien. Damit hat dieses Hexagramm noch mehr Kraft als das vorhergehende. Da hier die Yanglinien kurz davor stehen, das Yin ganz hinaus zu treiben, heißt das Hexagramm auch »Die Entschlossenheit«.

In den *Classics of T'ai Chi Ch'uan* heißt es, daß man durch langes und resolutes Üben *ch'i* ansammeln kann. Durch lange Meditation und langes Üben von T'ai Chi Ch'uan wird der Körper stark und der Geist entschlossen, so daß er mit Freude handeln kann.

Der Kommentar sagt: »Stark und heiter, das ist entschlossen und harmonisch.« Wenn T'ai Chi Ch'uan beharrlich geübt wird, dann kommen Körper und Geist in Harmonie.

Das Hexagramm Kuai entspricht dem dritten Monat des chinesischen Jahres und dem Zentrum *t'ao-tao,* das sich an der Verbindungsstelle zwischen Hals und Kopf befindet.

CH'IEN ≡ DAS SCHÖPFERISCHE

Schließlich kommen wir zum sechsten Hexagramm in dieser Sequenz, die das Anwachsen von Yang repräsentiert, und das ist Ch'ien, Das Schöpferische, das dem vierten Monat entspricht und dem Zentrum *yu-chen;* es befindet sich in der Mitte des Kopfes, dort wo der Hirnstamm mit dem Rückenmark verbunden ist.

Ch'ien, das aus sechs ungebrochenen Linien besteht, repräsentiert die reine positive Kraft. Das *I Ging* sagt: »Die ungeteilten Striche entsprechen der lichten, starken, geistigen, tätigen Urkraft.« Diese Stufe bezeichnet eine Entwicklungsebene, auf welcher das Bewußtsein des T'ai Chi-Meisters oder des Meditierenden von Geist erfüllt ist und sein Körper von Energie. Er ist auf dieser Stufe geschmeidig, aber wiederstandsfähig wie Stahl. Ein taoistischer Unsterblicher der T'ang-Dynastie hieß Lui Ch'un Yang, oder »Reine positive Kraft«. Später in der Sung-Dynastie wurde Chang San-feng, der Begründer des T'ai Chi Ch'uan auch Ch'un Yang-tzu genannt, »Meister der reinen Positivität«.

Die T'ai Chi-Klassiker gehen davon aus, daß der Körper und das Bewußtsein letztlich vom Geist gesteuert werden. Jemand, der zu großes Gewicht auf Energie legt, wird stagnieren. So wird der T'ai Chi-Meister, der die Stufe reiner Positivität erreicht hat, vom Geist geleitet, und sein Körper und sein Bewußtsein werden rein und widerstandsfähig. Die Taoisten hatten noch einen anderen Begriff für diese Ebene, sie sprachen von *chen jen*, dem »wahren Menschen«. Die Buddhisten nannten diese Stufe *chin kong*, oder »wie Gold und Diamant sein«, unzerstörbar. (So wird der Sanskrit Begriff *vajra*, der »Diamant« bedeutet, oft als Attribut spiritueller Meister verwendet und bezieht sich auch auf die vier Wächter des buddhistischen Tempels, welche die Kraft von Riesen haben.) Wer diese Ebene erreicht hat, ist unbesiegbar und wird ein »Unsterblicher«.

KOU ☴ *DAS ENTGEGENKOMMEN*

Das Hexagramm Ch'ien steht in unmittelbarer Beziehung zum Geistigen, da das Yang im Großen himmlischen Kreislauf weiter aufsteigt bis zum Zentrum *ni-wan* am Scheitelpunkt. Wenn im T'ai Chi Ch'uan die Wirbelsäule aufrecht und zentriert ist vom *wei-lu* bis zum *ni-wan,* dann erleichtert das das Aufsteigen des Geistes. Wenn jedoch der höchste Punkt erreicht ist, dann gibt es einen Umschlag: Das Yang nimmt ab und das Yin beginnt aufzusteigen. Dieser Wandel wird durch das Hexagramm Kou (Das Entgegenkommen) symbolisiert, welches am untersten Platz eine gebrochene Linie hat.

Das *ni-wan* ist sowohl die letzte Stufe des Tu Mo, oder der »willkürlichen Bahn« und der Anfang des Jen Mo, oder der »unwillkürlichen Bahn«, die an der Vorseite des Körpers nach unten läuft. Es ist der Berührungspunkt zwischen Einatmung und Ausatmung, wo die entscheidende Transformation des *ch'i* stattfindet. Wie ich schon sagte, ist das *ch'i* am *ni-wan* auf der Höhe der positiven, geistigen Kraft; es hat sich in *shen* (Geist) verwandelt. Nun beginnt es seinen Weg nach unten auf der unwillkürlichen Bahn des Ausatmens und wird allmählich in *shu* (Leere) verwandelt. Kou, das den Beginn dieser Transformation symbolisiert, hat als unteres Trigramm Sun (Wind), der leer ist.

Der Kommentar zu Kou sagt: »Das Schwache tritt dem Festen entgegen.« Das heißt, daß die willkürliche und die unwillkürliche Bahn ineinander übergehen, so wie das Einatmen und Ausatmen, und daß sich *shen* in *shu* verwandelt. Die Taoisten sprechen vom »Rückzug des Feuers«. Sowohl im T'ai Chi Ch'uan wie in der

Meditation muß der Hals aufrecht und entspannt sein (gleichzeitig weich und fest), damit das *ch'i* den Scheitelpunkt erreichen und von dort abwärts strömen kann. (In diesem Zusammenhang mag es interessant sein, daß die taoistischen Kategorien von Yin und Yang Ähnlichkeit mit der westlichen Vorstellung von der menschlichen Anatomie haben. In der westlichen Sichtweise zirkuliert das sauerstoffreiche Blut durch den Körper bis an den Scheitel und kehrt dann zum Herzen zurück. Das entspricht dem Kreislauf des Yang durch den Körper nach oben bis zum Scheitelpunkt und seiner Transformation in Yin auf dem Weg nach unten.)

TUN ☶ DER RÜCKZUG

Das nächste Hexagramm der Abwärtsbewegung ist Tun (Der Rückzug), mit zwei gebrochenen Linien am ersten und zweiten Platz, die das Wachstum von Yin fortsetzen. Das Hexagramm entspricht dem *ming-t'ang*, dem Zentrum zwischen den Augen, und dem chinesischen sechsen Monat. Das obere Trigramm ist Ch'ien (Himmel), und das unter Trigramm ist Ken (Berg). Das Bild ist also ein Berg unter dem Himmel. Das symbolisiert die rechte Haltung des T'ai Chi-Übenden sowohl gegenüber seinem Opponenten wie gegenüber dem Meister. So wie der Himmel außer Reichweite des Berges ist, so ist derjenige, der T'ai Chi anzuwenden versteht, unerreichbar für seinen Gegner. »Wenn der Ungeübte gegen den Meister vorgeht, dann erlebt er den Abstand als unglaublich lang. Wenn er zurückweicht, dann erscheint er ihm zum Verzweifeln kurz«, heißt es in den *Classics of T'ai chi Ch'uan.*

Der Kommentar zu diesem Hexagramm sagt: »Der Rückzug. Gelingen«: das heißt, im Rückzug liegt Gelingen.« Im T'ai Chi versucht man nicht seine Stärke mit dem Gegner zu messen; vielmehr zieht man sich zurück in geschmeidiger Bereitschaft. Dieser Rückzug ist nicht mit Flucht zu verwechseln; er ist ein beherrschtes, machtvolles Bewahren der Kraft. In der Meditation wie im T'ai Chi darf man nicht versuchen, etwas zu erzwingen. Man darf nicht den herrischen Willen einsetzen, denn dieser führt nicht zur Erleuchtung.

Das Hexagramm Tun symbolisiert auch die T'ai Chi-Stellung »Schritt zurück und Affen abwehren«, ein zurückweichender Bewegungsablauf. Wenn dabei die Füße so gehalten werden, daß sie nach vorne zeigen, und die Knie leicht gebeugt sind, dann öffnet sich das *wei-lu-* oder das Tor des Schwanzes, und das ch'i kann die Wirbelsäule hinaufsteigen. So ist man im T'ai Chi selbst im Rückzug mit vitaler Energie angefüllt.

P'I 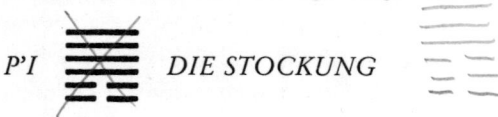 *DIE STOCKUNG*

Im nächsten Hexagramm, P'i, steigt Yin bis zum dritten Platz empor. Dieses Hexagramm entspricht dem siebten Monat und dem *t'an-chung* in der Mitte der Brust. Das Bild des Hexagramms ist die Stockung oder Stagnation. Dieser Zustand entsteht dadurch, daß sich das obere Trigramm, Himmel, und das untere Trigramm, Erde, nicht vereinigen, sondern in Opposition zu einander stehen. Dieses Hexagramm ist die Umkehr von T'ai, Frieden, und zeigt Fehler auf, die im T'ai Chi Ch'uan und in der Meditation vermieden werden sollten.

Der Kommentar sagt: ». . . auf diese Weise vereinigen sich Himmel und Erde nicht, und alle Wesen kommen nicht in Verbindung . . . Innen ist das Schattige, außen das Lichte, innen Schwäche, außen Härte.« Das ist das Gegenteil von dem, was im T'ai Chi Ch'uan erforderlich ist. In diesem Hexagramm besteht außerdem oben ein Übergewicht, oben ist Stärke und unten Schwäche. Im T'ai Chi Ch'uan sollte man oberhalb des Nabels geschmeidig sein und unterhalb fest.

Wenn wir die zweite Linie mit der fünften austauschen, dann erhalten wir oben Li und unten K'an. Das bedeutet, daß Herz und Feuer oben sind und Wasser unten, ein Zustand, der der Atmung des Laien entspricht, da er nicht zur Vereinigung von K'an und Li führt. Dieses undisziplinierte Verhalten ist einer Verwandlung von *ching* in *ch'i* nicht dienlich.

Das Hexagramm Kuan bedeutet Betrachtung oder Anblick. Es entspricht dem achten Monat und dem Zentrum *chung-huan,* das zwischen dem Solarplexus und dem Nabel liegt. Die Yinkraft hat sich in diesem Hexagramm bis zum vierten Platz ausgedehnt, so daß das obere Trigramm Sun (Holz) und das obere Kernzeichen Ken (Das Stillehalten) ist, während das untere Trigramm und das untere Kernzeichen K'un (Erde) ist. Es könnte so scheinen, als wäre dieses Hexagramm, wie P'i, kopflastig, aber das ist nicht der Fall. Das obere Trigramm ist nachgiebig. Das Bild ist weiches Holz, das sich wie eine Weide im Wind biegt (das obere Trigramm steht auch für Wind).

Das Hexagramm ist sowohl für T'ai Chi Ch'uan wie für Meditation sehr bedeutungsvoll, da die Betrachtung (Kontemplation) und das Stillehalten dabei die wichtigsten Prinzipien sind. Durch Konzentration auf ein einziges Objekt bei Ausschluß aller anderen Gedanken – auch *chih* genannt, oder »Anhalten der Gedanken« – beruhigt der Meditierende seinen umherschweifenden Geist und glättet die Wellen seines Bewußtseins. *Chih-kuan* war ein wichtiger Teil der Meditationspraxis der T'ien T'ai-Schule buddhistischer Meditation in China.

Das Prinzip der Konzentration ist auch im T'ai Chi Ch'uan wichtig. Der Kommentar zu diesem Hexagramm lautet: »Ein großer Anblick ist oben. Hingebend und sanft.« »Ein großer Anblick ist oben« bedeutet »vorwärts schauen«. Der T'ai Chi-Übende sollte seinen Blick gerade nach vorne richten. »Hingebend« meint Konzentration ohne Angespanntheit. Sanftheit befähigt dazu, den Gegner zu beobachten und die Gefühle und Absichten wahrzunehmen, die sich auf seinem Gesicht spiegeln.

Die Kombination des oberen Trigramms Sun, das Wind bedeutet, und des oberen Kernzeichens, das auch die Bedeutung »Finger« hat, ist ein Hinweis darauf, daß jemand, der im T'ai Chi eine hohe Ebene erreicht hat, den Körper des Gegners notfalls mit Hilfe seiner inneren Energie, die sich in seinem Finger konzentriert, durchdringen kann.

Schließlich ist darauf hinzuweisen, daß dieses Hexagramm für die taoistische Religion von großer Bedeutung ist. Der Kommentar sagt: »Die Betrachtung. Die Waschung ist geschehen, aber noch nicht die Darbietung. Vertrauensvoll blicken sie zu ihm auf.« Das bezieht sich nicht nur auf Kontemplation, sondern auch auf ein religiöses Ritual, welches vorschreibt, daß man vor der Meditation Körper und Geist reinigen muß. Der Kommentar fährt fort: »Die Unteren blicken nach ihm und werden umgestaltet. Er läßt sie des Himmels göttlichen Weg erblicken . . .« Das heißt, daß der Meditierende den Himmel und die Unsterblichkeit sichtbar werden läßt. Es ist bezeichnend, daß *Kuan* auch ein Begriff für den taoistischen Tempel ist.

PO ☲ *DIE ZERSPLITTERUNG*

Das nächste Hexagramm, in dem sich die Yinkraft bis zum fünften Platz ausgedehnt hat, wird mit dem chinesischen neunten Monat in Verbindung gesetzt und mit dem Zentrum *shen-chueh* am Nabel. Das Hexagramm hat Ken (Berg) als oberes Trigramm, während alle anderen Trigramme K'un (Erde) sind. Da alle Linien, außer der sechsten, yin sind, steht das Hexagramm für Zersplitterung oder Verwesung. Aber der eine Yangstrich, der noch übrig ist, zeigt an, daß die großen Früchte noch nicht gegessen sind. So werden die Samen des Yang erhalten, obwohl die Yangkraft abnimmt.

Der Kommentar zu diesem Hexagramm heißt: »Nicht fördernd ist es, wohin zu gehen.« So sollte man im T'ai Chi Ch'uan nicht versuchen, sich zu bewegen, wenn der Schwerpunkt oben ist. Ebenso kann man in der Meditation keinen Fortschritt machen, wenn die Gefühle und Gedanken zu sehr erregt sind. So wie das Yin, das nachgiebige Element, das starke verändert, so sollte der T'ai Chi-Übende oder der Meditierende nachgeben, ruhig bleiben und nichts unternehmen. Dieses Hexagramm entspricht dem Hexagramm T'ai P'i und Fu, denn es signalisiert eine Zeit des Rückgangs oder des Wachstums, wenn sich der Zustand der Leere oder der Fülle ankündigt.

K'UN ☷ *DAS EMPFANGENDE*

Das letzte Kalender-Hexagramm ist K'un (Erde). In diesem Hexagramm sind alle Linien yin, und so repräsentiert K'un reine Hingabe, reine Negativität, reine Leere. Es entspricht dem chinesischen zehnten Monat (November–Dezember), wenn das herbstliche Absterben vollendet ist, die Keimung aber noch nicht begonnen hat. Das Hexagramm entspricht auch dem Zentrum *ch'i-hai*, dem »Meer des Atems«, das acht Zentimer unter dem Nabel liegt.

Mit dem Hexagramm K'un haben wir das Ende des Kreislaufs erreicht. Die Felder sind leer; das Getreide ist in den Scheunen; die Samen schlafen und warten darauf, aufs Neue zu keimen. Die positive Kraft (Yang) manifestiert sich nicht. So sollten auch der Körper und der Geist des T'ai Chi-Übenden und des Meditierenden leer und hingebend sein. Der Atem sollte ungehindert zum *ch'i-hai* hinabsinken.

Lao tse sagt: »Die Dinge in all ihrer Menge, ein jedes kehrt zurück zu seiner Wurzel. Rückkehr zur Wurzel heißt Stille. Stille heißt Wendung zum Schicksal.«[3] So sollte derjenige, der T'ai Chi Ch'uan übt oder meditiert, versuchen, einen Zustand der Stille (yin) zu erreichen. Aus diesem Zustand wird das Positive (yang) hervorwachsen, Erleuchtung und spirituelle Kraft.

So sind die *I Ging*-Hexagramme, die den jährlichen Kreislauf von Wachsen und Vergehen spiegeln, auch ein Abbild der kreisförmigen Natur der Meditation (wie sie sich in der Blüte und dem Vergehen des Elixiers im Großen himmlischen Kreislauf zeigt) und des T'ai Chi Ch'uan (dem Wechsel zwischen Bewegung und Ruhe und der Vollendung der Übungsformen durch Rückkehr zum Anfang).

---

[3] Lao Tzu, *The Works of Lao Tzu*, übers. von Chang Liu, S. 25. World Book Co., Taipei.

KAPITEL SECHS

Meditation im Stehen

Die klassischen Methoden der Meditation werden üblicherweise im Sitzen ausgeführt. Es ist jedoch möglich, im Stehen und in Bewegung zu meditieren, und es gibt Hinweise, daß solche Methoden im alten China praktiziert wurden. Auch in der Yogatradition Indiens wurden ähnliche Methoden entwickelt. In diesem Kapitel werde ich eine Methode beschreiben, wie man im Stehen meditieren kann, begleitet von Körperbewegungen, wie sie am Anfang und Ende der T'ai Chi Ch'uan-Form stehen; diese fördern den Kreislauf der vitalen Energie, des *ch'i*, und lenken ihn durch die acht Sonderleitbahnen.

Beginnen Sie die Meditation, indem Sie sich mit leicht gebeugten Knien hinstellen; das Gewicht ist gleichmäßig auf beide Füße verteilt, die schulterbreit gegrätscht sind. Die Arme hängen entspannt an der Seite mit den Handflächen nach hinten. Das Bewußtsein konzentriert sich auf das *tan-t'ien*, das ungefähr vier Zentimeter unter dem Nabel liegt, dem Ursprungsort des *ch'i*.

Atmen Sie in dieser Position langsam ein, heben Sie dabei die Arme nach vorne und nach oben und drücken Sie die Knie durch. Wenn Sie ganz aufrecht stehen, sind Ihre Arme und Hände auf der Höhe der Schultern mit den Handflächen nach unten und die Einatmung ist vollendet. Bei dieser Bewegung wird das *ch'i* durch den inneren Atem und die Konzentration des Bewußtseins vom *tan-t'ien* zum Solarplexus hinaufgebracht, wo sich das Zentrum *li* befindet. Dieses Zentrum in der Nähe des Herzens wird auch Sitz des Feuers genannt; es wird durch das Trigramm Li symbolisiert, dessen Hauptbedeutung Feuer ist.

Nun wird ausgeatmet; dabei werden die Handgelenke zu den Schultern gezogen, die Finger leicht gestreckt, und dann die Hände an den Seiten nach unten gedrückt. Bei dieser Armbewegung werden die Knie wieder leicht gebeugt, bis man in der

Ausgangsposition angekommen ist. Durch den ausströmenden Atem und die Konzentration des Bewußtseins wird das *ch'i* vom Solarplexus nach unten gelenkt zum Zentrum *K'an*. Dies ist der Sitz des Wassers in der Nähe der Nieren, der durch das Trigramm *K'an* symbolisiert wird, dessen Hauptbedeutung Wasser ist.

Die Auf- und Abbewegung sollte oft wiederholt werden, um das *ch'i* zwischen Solarplexus und Unterleib zirkulieren zu lassen. Dies ist der erste Reinigungskreislauf, der »Kleine himmlische Kreislauf«, der auch als Vereinigung von Feuer und Wasser beschrieben wird. Die Übung verfeinert das *ch'i* und bereitet es auf die nächste Stufe der Reinigung vor, auf der es in einer Kreisbewegung durch die acht Sonderleitbahnen und die zwölf Zentren gelenkt wird. Dies wird als »Großer himmlischer Kreislauf« bezeichnet. Die Begriffe »groß« und »klein« verweisen auf die Analogie zwischen den Kreisbahnen der Himmelskörper und dem Energiekreislauf in der Meditation. Der Kleine himmlische Kreislauf bezieht sich auf die Bewegungen von Sonne und Mond im Tageslauf. Der Große himmlische Kreislauf bezieht sich auf die Bewegungen der Himmelskörper im Jahreslauf.

Die oben beschriebene Bewegungsfolge kann mit Hilfe richtiger Konzentration auch den großen Kreislauf in Gang setzen. Beim Einatmen bewegt sich das *ch'i* vom *tan-t'ien* aus zuerst nach unten und fließt durch das Tor der Sterblichkeit am tiefsten Punkt des Rumpfes zum äußersten Ende des Lenkergefäßes (Tu Mo) am Steißbein, und dann auf dieser Bahn die Wirbelsäule nach oben bis zum Scheitelpunkt. Beim Ausatmen und der Abwärtsbewegung spürt man, wie das *ch'i* vom Scheitel zum Anfangspunkt des Dienergefäßes (Jen Mo) an der Unterlippe fließt und von dort auf der Vorderseite des Körpers nach unten bis zum Tor der Sterblichkeit.

Um mit dem Großen Kreislauf fortzufahren und das *ch'i* durch die weiteren sechs Sonderleitbahnen zu lenken, sollten Sie folgendermaßen vorgehen: Durch das nächste Einatmen wird das *ch'i* in das Gürtelgefäß (Tai Mo) gelenkt, welches die Taille wie ein Gürtel umschließt. Während Sie langsam einatmen, heben Sie die Arme bis zur Höhe des Nabels. Dadurch wird das *ch'i* vom Tor der Sterblichkeit zum *tan-t'ien* hinaufgeführt, wo es in das Gürtelgefäß eintritt. Sie atmen weiter ein und ziehen langsam die

Ellbogen zurück; dabei teilt sich das *ch'i* unterhalb des Nabels und fließt über den Bauch nach hinten zum Kreuz. Während Sie immer noch einatmen, heben Sie die Arme und strecken die Knie, um das *ch'i* den Rücken bis zu den Schultern hinauf zu führen, wo das Gürtelgefäß endet.

Beim Ausströmen des Atems machen die Arme und Beine die gleiche Bewegung wie beim ersten Ausatmen. Allerdings lenkt das Bewußtsein das *ch'i* von den Schultern abwärts in die Yang-verbindenden Gefäße (Yang Wei Mo), die an der Außenseite der Arme entlang laufen, über den Handrücken zur Spitze des Mittelfingers, und in der Mitte der Handfläche enden.

Als nächstes wird das *ch'i* von den Handflächen in die Yin-verbindenden Gefäße (Yin Wei Mo) gelenkt, an der Innenseite der Arme hinauf bis zu den Schultern. Dabei wird wieder eingeatmet und die Arm- und Beinbewegungen werden so wie beim ersten Einatmen wiederholt.

Beim Ausatmen, verbunden mit der Abwärtsbewegung der Arme und Beine, fließt das *ch'i* von den Schultern abwärts bis zu dem Punkt unterhalb des Nabels, wo sich die beiden Bahnen wieder vereinigen, und das *ch'i* in den Genitalbereich absinkt. Hier kann es nun ins *Strategische Gefäß* (Ch'ueng Mo) eintreten.

Das *strategische Gefäß* steigt von den Genitalien in der Mitte des Körpers nach oben, zwischen dem Lenkergefäß und dem Dienergefäß, und endet am Solarplexus direkt unter dem Herzen. Um das *ch'i* auf dieser Bahn emporsteigen zu lassen, atmet man ein und wiederholt die Aufwärtsbewegung der Arme und Beine. Es ist dabei sehr wichtig, daß das *ch'i* nicht über den Solarplexus hinaussteigt. Um sicherzustellen, daß dies nicht passiert, sollte man die Hände beim Einatmen nicht höher als bis zum Zwerchfell heben.

Beim nächsten Ausatmen wird das *ch'i* wieder nach unten gelenkt, wo es sich in zwei teilt und weiter nach unten sinkt, entlang dem Yang-Gefäß der Beweglichkeit (Yang Chiao Mo), das über die Außenseite der Beine und Knöchel läuft, und weiter über die Oberseite der Füße, die Zehenspitzen bis zur Yung Ch'uan-Vertiefung an den Fußsohlen. Beim Ausatmen wiederholt man die Abwärtsbewegungen der Arme und Beine.

Von den Yung Ch'uan-Vertiefungen steigt das *ch'i* über das Yin-Gefäß der Beweglichkeit (Yin Chiao Mo) an der Innenseite der Beine wieder nach oben in den Genitalbereich, wo sich die beiden Bahnen vereinigen, und von dort weiter aufwärts zum *tan-t'ien*. Dabei atmet man ein, streckt die Knie und hebt die Arme bis zur Höhe des Nabels.

Beim letzten Ausatmen lenkt man das *ch'i* wieder hinunter zum Tor der Sterblichkeit, und die Arme und Beine kehren in die Ausgangsstellung zurück. Damit schließt sich der Große himmlische Kreislauf.

Um Mißverständnisse zu vermeiden, sei noch auf bestimmte Punkte hingewiesen. Erstens entsteht der Kreislauf des *ch'i* nicht automatisch durch die Arm- und Beinbewegungen und das Atmen. Vielmehr muß die Konzentrationskraft mit der Atmung verbunden werden, um das *ch'i* durch die Bahnen zu lenken. Die äußeren Bewegungen dienen nur zur Unterstützung der inneren Konzentration. Diese Unterstützung ist insbesondere für Anfänger besonders wichtig, um sie zur Erfahrung der Zirkulation des *ch'i* zu führen. Die Bewegungen sind jedoch nicht unabdingbar. Der Große himmlische Kreislauf kann ohne jede äußere Bewegung geübt werden, rein mit der Kraft der Konzentration und des Atems, sei es im Stehen oder im Sitzen.[1]

Zweitens sind die begleitenden Bewegungen, die ich beschrieben habe, identisch mit dem Anfang der T'ai Chi Ch'uan-Form. Aber wie ich schon sagte, versteht man das T'ai Chi Ch'uan am besten als Meditation in Bewegung. Viele der anderen Bewegungen der T'ai Chi Ch'uan-Form sind genauso wirksam, um den Kreislauf des *ch'i* durch die Bahnen zu fördern. Das gilt insbesondere für die Bewegungsabläufe »Weißer Kranich breitet die Flügel aus«, »Nadel auf dem Meeresgrund«, »Arme wie einen Fächer öffnen«, »Schöne Dame am Webstuhl« und »Wolkenhände«.[2]

---

[1] Siehe Lu K'uan Yu, *Taoist Yoga*, Kapitel 3.

[2] Weitere Ausführungen, wie diese und andere Bewegungen den Großen himmlischen Kreislauf unterstützen, finden sich in meinem Buch *T'ai Chi Ch'uan and I Ching*, insbesondere auf S. 81–83. Harper & Row, New York 1978.

KAPITEL SIEBEN

Meditation im Sitzen

Die traditionelle Methode der Meditation, die in den alten taoistischen Klassikern besonders hervorgehoben wird, übt man im Sitzen. Anders als bei der Technik, die im vorhergehenden Kapitel beschrieben wurde, bleibt der Körper dabei ruhig. Die Zirkulation des *ch'i* – vorher angeregt durch die Bewegung der Glieder – wird hier allein durch Atmung und geistige Konzentration bewirkt. Obwohl die sitzende Methode für den Anfänger schwieriger ist, empfiehlt sie sich auf einer fortgeschrittenen Entwicklungsstufe mehr.

Die Art der Konzentration, die für die Meditation aufgebracht werden muß, ist subtil. Die taoistischen Klassiker meinen, daß sie nicht durch Konzentration auf ein bestimmtes Objekt oder einen bestimmten Inhalt erlangt werden könne; vielmehr soll man alles vergessen – an gar nichts denken. Obwohl das eine tiefe Wahrheit ist, sollte man ein solches Diktum nicht mißverstehen. Jeder, der es versucht hat, weiß, wie schwer es ist, das Bewußtsein willentlich von allen Gedanken zu entleeren. Auch wenn man schon sehr ruhig geworden ist, drängen sich immer noch zufällige Ideen und Wahrnehmungen ins Bewußtsein, und man kann sie nur schwer los werden, ohne andere Gedanken an ihre Stelle zu setzen; aber selbst die Idee, sich aller Gedanken zu enthalten, ist schon ein Gedanke.

Dieses Problem hat in der westlichen philosophischen Literatur einige Beachtung gefunden, und manche Autoren haben behauptet, daß es unmöglich sei, das Bewußtsein von allen Gedanken freizuhalten. Es ist jedoch wichtig, sich darüber klar zu sein, daß nichts dergleichen für die taoistische Meditationspraxis erforderlich ist. Der Zustand der Leere und des vollkommenen Vergessens, der in den klassischen Schriften beschrieben wird, bezieht sich auf das letzte Ziel und die höchste Ebene der Meditationspraxis, nämlich die Erlangung eines Zustandes, der »die Große Ruhe« genannt wird. Für den Anfänger ist es ein Fehler, gegen Ablenkungen kämpfen und alle Gedanken vertreiben zu wollen. Vielmehr geht es darum, sich auf den Prozeß der Meditation zu konzentrieren: das langsame, rhythmische Atmen und den Energiefluß durch die Energiebahnen. Wenn man das tut, dann beruhigen sich die Gedanken und Gefühle des Meditierenden und er wird fähig, die alltäglichen Sorgen und Gedanken – zumindest zeitweise – zu vergessen. So kann ein gewisser innerer Frieden und eine Empfindung von Leere schon in den Anfangsstufen der Meditation erlebt werden. Die Vertiefung und Entfaltung dieser Erfahrung erfordert jedoch beharrliches Üben über lange Zeit, und sie kann nicht willentlich erzwungen werden.

Die richtigen Bedingungen für die Meditation

Nicht jeder Ort und jede Zeit ist gleichermaßen für Meditation geeignet. Für den Anfänger ist es besonders wichtig, an einem ruhigen Ort zu üben. Mit wachsender Erfahrung wird es leichter, ablenkende Geräusche zu ignorieren. Der Platz sollte nicht zu kalt sein, nicht windig und nicht feucht. Achten Sie darauf, daß der Raum sauber und aufgeräumt ist, und weder zu hell noch zu dunkel. Besonders grelles, direktes Licht sollte vermieden werden, denn es beeinträchtigt die Konzentration. Es ist von Vorteil, wenn Pflanzen in der Nähe sind, denn sie geben Sauerstoff ab. Haustiere und sonstige Tiere sind unerwünscht, sie sind Quellen von Geräusch, Schmutz und Bakterien. Unangenehme Gerüche können mit Räucherstäbchen vertrieben werden. Der Platz, auf dem man sitzt, sollte gepolstert aber fest sein, damit man lange ohne Unbehagen sitzen kann. Eine hölzerne Unterlage auf der zwei Decken liegen, ist ideal. Kleider und Gürtel sollen locker sein, so daß man leicht und tief atmen kann. Da ein voller Magen den Energiefluß und die Atmung behindert, sollte man ein bis zwei Stunden vor dem Meditieren nichts essen. Um nicht durstig zu werden, kann man jedoch Tee oder warmes Wasser maßvoll zu sich nehmen.

Traditionell gelten die Stunden um Mitternacht als die beste Zeit der Meditation, das heißt 23 bis 1 Uhr, wenn die Yangkraft wieder im Aufsteigen begriffen ist. Viele Leute meinen jedoch, zu dieser Zeit aufgrund ihrer Arbeitszeiten und persönlichen Tageseinteilung schlafen zu müssen. Wenn sie bald nach dem Aufstehen am Morgen meditieren, ist das ebenso wirkungsvoll.

Wie man anfängt

Wenn Sie die notwendigen Vorbereitungen getroffen haben, dann fangen Sie einfach damit an, daß Sie die richtige Haltung einnehmen und tief und langsam atmen. Die korrekte Haltung ist sehr wichtig: Der Körper ist aufrecht, die Wirbelsäule gerade und der Kopf zentriert. Die Augen sind offen, aber nicht zu weit, und der Blick ist abwärts auf die Nase gerichtet. Der Mund ist leicht geschlossen, und die Zunge berührt den oberen Gaumen. Die Schultern sind entspannt und waagrecht, und die Arme hängen locker an den Seiten herab und sind an den Ellenbogen gebeugt.

Die Hände sind so ineinander gelegt, daß sie das T'ai Chi T'u-Symbol bilden: 1. Der Daumen der rechten Hand berührt den Mittelfinger der linken Hand. 2. Der linke Daumen greift über den rechten Daumen und berührt die Kuppe des rechten Mittelfingers. 3. Die Hände werden leicht ineinander geschoben, so daß die Finger der linken Hand auf den Fingern der rechten ruhen.

Es gibt drei verschiedene Beinpositionen, die alle als korrekt betrachtet werden können. Erfahrene Meditierende sitzen gewöhnlich in der vollen Lotusposition. Anfänger oder ältere Menschen, die nicht gelenkig genug sind, um diese Haltung ohne Schwierigkeiten einzunehmen, können anfangs genau so gut im Schneidersitz meditieren. Je mehr Sie sich ans Sitzen gewöhnen, um so leichter wird es Ihnen fallen, zunächst die Halblotusposition einzunehmen und schließlich die volle Lotusposition. Es ist wichtiger, bequem zu sitzen, als die Sehnen und Gelenke übermäßig zu strapazieren. Das führt nur zu Schmerzen in den Beinen, wodurch die Konzentration gestört wird.

Anfänger haben oft das Problem, daß ihnen bei langem Sitzen die Beine »einschlafen« oder taub werden, was schmerzhaft sein kann und ablenkt. Wenn man jedoch unbeirrt weiterübt, so wird man nach ein paar Wochen feststellen, daß die Taubheit von selbst weggeht. Man kann dann stundenlang ohne Schwierigkei-

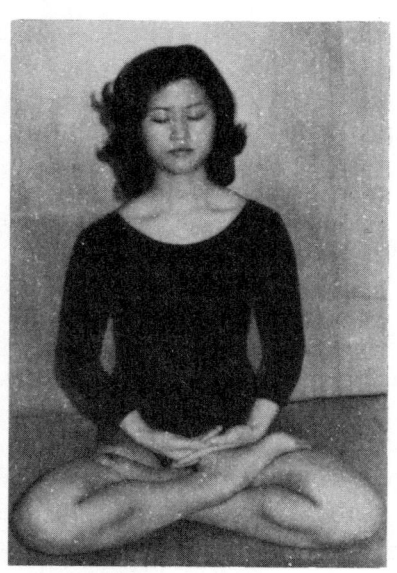

Volle Lotusposition

Halbe Lotusposition
Rechtes Bein über dem linken   *Linkes Bein über dem rechten*

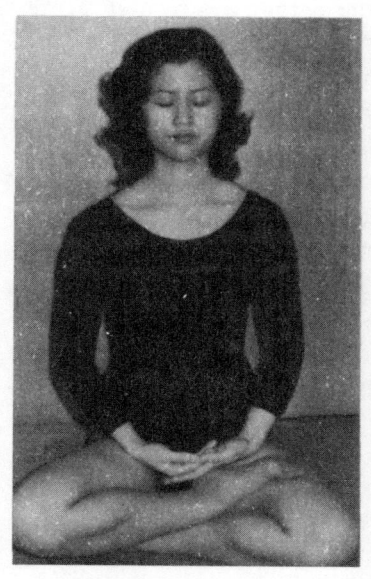

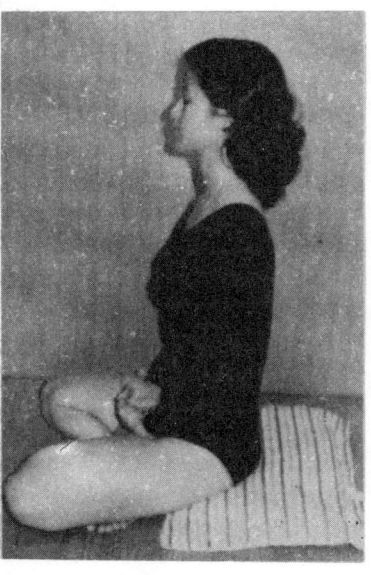

Quelle: *Chu/Nan, Tao and Longevity.* Mit freundl. Genehmigung von Samuel Weiser, Inc., York Beach, M.E. 1984.

ten sitzen. Bis dahin gibt es verschiedene Möglichkeiten, etwas dagegen zu tun. Man kann die Beine gerade nach vorne strecken, nah bei einander aber ohne Berührung, und die Arme nach oben über den Kopf, wobei eine Hand die andere hält und die Handflächen nach vorne weisen. Oder man stellt sich abwechselnd auf ein Bein und schüttelt energisch den Fuß und die Hand der anderen Seite. Beide Methoden regen den Blutkreislauf in den Beinen unmittelbar an.

Noch wichtiger als die korrekte Haltung ist die richtige Atemmethode. Es ist entscheidend, so zu atmen, daß der Fluß der Lebensenergie im Körper angeregt wird und ein friedlicher Gemütszustand entsteht. Bevor Sie mit der eigentlichen Meditation beginnen, atmen Sie kräftig durch den Mund aus. Dadurch wird die abgestandene Luft aus den Lungen ausgestoßen. Entsprechend einer traditionellen taoistischen Anweisung, soll man sechs mal ausatmen und dabei jedesmal mit den Lippen einen anderen Laut formen. Diese Übung heißt »Die sechs Laute zum Nutzen der inneren Organe«.[1] Danach atmet man normal durch die Nase. Die Atmung ist langsam, gleichmäßig und rhythmisch, und der Atemstrom sehr fein, so daß kein Laut entsteht. Um einen stetigen Rhythmus aufrecht zu erhalten, ist es hilfreich, die Atemzüge zu zählen. Man kann von eins bis zehn zählen und wieder bei eins beginnen, oder, falls das leichter fällt, bis fünfzig oder hundert. Durch das Zählen kann man auch leichter Tagträume vermeiden und Ablenkungen nicht nachgeben. Allmählich verschwimmen die Gedanken hinter der langsamen Monotonie des Zählens. Achten Sie bei dieser Methode darauf, daß Sie nicht anfangen zu dösen und schließlich vom Schlaf übermannt werden. Für Meditation braucht man ein klares, waches Bewußtsein.

Die Atmung soll tief sein, so daß die Luft den Bauchraum füllt und nicht die Brust. Die meisten Leute atmen sehr flach, so als würden sie die Luft nur bis zur Kehle einziehen. Wenn sie versuchen, tief zu atmen, dann dehnen sie gewöhnlich den Brustkorb aus und geraten schnell außer Atem. Die Tiefatmung in der Medi-

---

[1] Die Sechs Laute – HA (für das Herz), HU (Milz), SH (Solarplexus), SS (Lungen), SHU (Leber) und FU (Nieren) – beschreibe ich näher in meinem *Taoist Health Exercise Book*, S. 62. Quick Fox, New York, 1974.

tation ist viel entspannter. Sie lenkt die Luft zur Mitte des Unterleibs, zum *tan-t'ien*.

Wenn man sich einigermaßen an die Sitzhaltung und die Atmung gewöhnt hat, dann kann man anfangen, sich auf den Energiefluß im Körper zu konzentrieren. Zu Beginn arbeitet man mit der Vorstellungskraft. Man stellt sich die Sonderleitbahnen und den Kleinen und Großen himmlischen Kreislauf vor. Der Meditierende denkt bewußt an den Energiefluß durch die Kreisbahnen, die vom Herz zu den Nieren und durch die Wirbelsäule laufen. Allmählich wird der Meditierende spüren, daß der Atem starke Wärme erzeugt, die spontan durch den Körper kreist. Das ist ein Hinweis darauf, daß der Prozeß der Reinigung der Lebensenergie eingesetzt hat. Sehr viel Übung ist notwendig, um zu dieser Wahrnehmung zu gelangen. Der Anfänger sollte deswegen nicht ungeduldig auf Ergebnisse warten und es mit dem Üben übertreiben. Echter Fortschritt kommt dann, wenn das Üben zu einer Gewohnheit geworden ist, die sich mühelos in den Alltag einfügt.

Nach der Meditation sollte man noch einige Augenblicke sitzen bleiben, bevor man sich seinen Aktivitäten zuwendet. Durch Ausatmen aus dem Mund kann man die überschüssige Wärme abführen, die während der Meditation entstanden ist, so daß sich die Körpertemperatur wieder normalisiert. Schütteln Sie den Kopf und bewegen Sie leicht die Arme, um den Blutkreislauf zu beleben. Nun können Sie sich mit erneuter Kraft und frischer Energie Ihren Geschäften zuwenden.

Fortschritt in der Meditationspraxis

In dieser Meditationsmethode stellt sich der Fortschritt nur sehr langsam ein und nur durch beharrliches und gewissenhaftes Üben. Es handelt sich grundsätzlich um einen Prozeß der Läuterung von Energie, bei dem *ching* in *ch'i* transformiert wird, das man durch die acht Bahnen kreisen lassen kann, wenn man es mit dem Atem verbindet. Das *ch'i* wird in diesem Kreislauf seinerseits gereinigt und schließlich in *shen* (Geist) verwandelt. Auf der höchsten Ebene wird *shen* zu *shu* (Leere). Um zu Ergebnissen zu gelangen, muß man das *ch'i* immer wieder durch die Energiebahnen kreisen lassen. Deswegen lege ich so großen Wert darauf, daß die Meditationspraxis zu einem festen Bestandteil des Alltags wird. Das ist nicht nur eine Frage, die Zeit dafür zu finden. Meditation führt zu einer Wandlung der Einstellungen, die den Lebensstil in mancher Hinsicht verändert. Wie jeder andere braucht der Meditierende Nahrung für seinen Körper und seinen Energiehaushalt. Da Meditation ein Prozeß der Energieverfeinerung ist, kann sich kein Erfolg einstellen, wenn es dem Meditierenden aufgrund ungenügender Ernährung an Energie mangelt. Hunger ist schmerzhaft und stört die Konzentration während der Meditation. Auf der anderen Seite wird der Energiefluß im Bauchraum stark behindert, wenn man sich den Magen vollschlägt und Schwierigkeiten mit der Verdauung hat. Der ernsthafte Meditationsschüler wird deswegen Nahrung zu sich nehmen, die vollwertig ist und leicht zu verdauen, wie Vollkornreis und Gemüse. Vermieden werden sollten Süßigkeiten, stark gewürzte Speisen, Alkohol und jede Art von schweren und fetten Speisen. Es ist empfehlenswert, maßvoll zu essen. Auch in anderen Lebensbereichen wird ernsthafte Meditationspraxis zur Mäßigung führen, insbesondere, was leichtsinnige Verausgabung von Energie angeht.

Wenn die Meditation zur täglichen Gewohnheit geworden ist, dann wird der Meditierende allmählich feststellen, daß er Fortschritte macht. Dieser Fortschritt vollzieht sich in bestimmten Stufen. Am Anfang kann man den Kreislauf des *ch'i* nicht spontan spüren und muß statt dessen mit bewußter Imagination arbeiten, das heißt, sich den Kreislauf in Koordination mit dem Atem vorstellen. Nach langer Übung wird man jedoch unabhängig vom Denken fühlen, wie ein Wärmestrom den Rücken hinauf steigt und an der Vorderseite des Körpers wieder hinab fließt. Das ist die zweite Stufe. Auf einer späteren Entwicklungsstufe erlebt man ein sehr viel stärkeres Gefühl. Im Bauch wird es sehr heißt, und plötzlich spürt man, wie ein Energiestrahl nach unten zum Steißbein schießt und durch den Tu Mo hinauf zum Kopf. Beim Einströmen der Energie in den Jen Mo, sammelt sich sehr sauberer, süß schmeckender Speichel im Mund. Das ist ein Destillat aus dem *ch'i*, welches dann als Wasser den Jen Mo hinunter fließt. Der Speichelfluß wird in den taoistischen Meditationsschriften »heiliger Nektar« genannt. Weitere Phänomene, die in fortgeschrittenen Stadien auftauchen können, sind Vibration im Bauch, Zittern des ganzen Körpers und unwillkürliche Bewegung der Glieder. Solche Nebenwirkungen sind für den Meditationsprozeß nicht wesentlich. Sie können auftreten oder auch nicht, je nach Alter und körperlichem Zustand.

In der taoistischen Literatur und Kunst finden sich verschiedene Bilder und Metaphern, um den Fortschritt in der Meditation und ihre Ergebnisse zu versinnbildlichen. Die hier genannten drei Stufen der Meditation werden in einer Abhandlung über Meditation mit dem Titel *Hsin Ming Kuei Ch'i* aus den Ming-Dynastie besonders phantasievoll dargestellt. Die Erfahrung des Meditierenden wird durch einen Wagen symbolisiert, der auf den unterschiedlichen Stadien seiner Reise von verschiedenen Tieren gezogen wird. Auf der ersten Stufe, wo bewußte Imagination notwendig ist, wird der Wagen von einem Schaf gezogen. Auf der zweiten Stufe, auf der man den Wärmefluß wahrnehmen kann, zieht ihn ein Rentier. Auf der dritten Stufe eine Kuh. Die Kuh, die auch in der buddhistischen Tradition ein wichtiges Symbol ist, taucht auch in anderen taoistischen Darstellungen auf (s. Abb. S. 93).

Das Ergebnis der Läuterung des *ch'i* wird oft mit dem Wachstum einer Pflanze verglichen. Beginnend mit einem gelben Keim, wachsen Stiel und Blätter hervor, es bildet sich eine goldene Blüte, die schließlich Samen hervorbringt. Diese Analogie findet sich in einem Buch, das im Westen recht bekannt geworden ist: *Das Geheimnis der goldenen Blüte*, übersetzt von Richard Wilhelm. Sie erscheint auch in einem Diagramm, das in dem taoistischen Tempel Po Yuen Kuan (Weißer-Wolken-Tempel) in Beijing in Stein gemeißelt wurde. (Siehe Abbildung auf S. 94) Die Außenlinien stellen den Umriß eines Meditierenden dar. Der Wasserstrom symbolisiert den Energiefluß durch den Tu Mo aufwärts. Das *tan t'ien*, wo das *ch'i* seinen Ausgang nimmt, wird als Acker dargestellt. Auf diesem Acker zieht eine Kuh den Pflug. Damit ist der Atem gemeint, der die Läuterung des *ch'i* vorbereitet und unterstützt, so wie das Pflügen den Boden für das Wachstum der Pflanzen vorbereitet. Das Diagramm zeigt außerdem Wasserräder am Boden der Bauchhöhle. Im Ackerbau werden sie zur Bewässerung genutzt und hier symbolisieren sie die Konzentration, die notwendig ist, um die Lebensenergie durch die K'an-

聚火載金圖

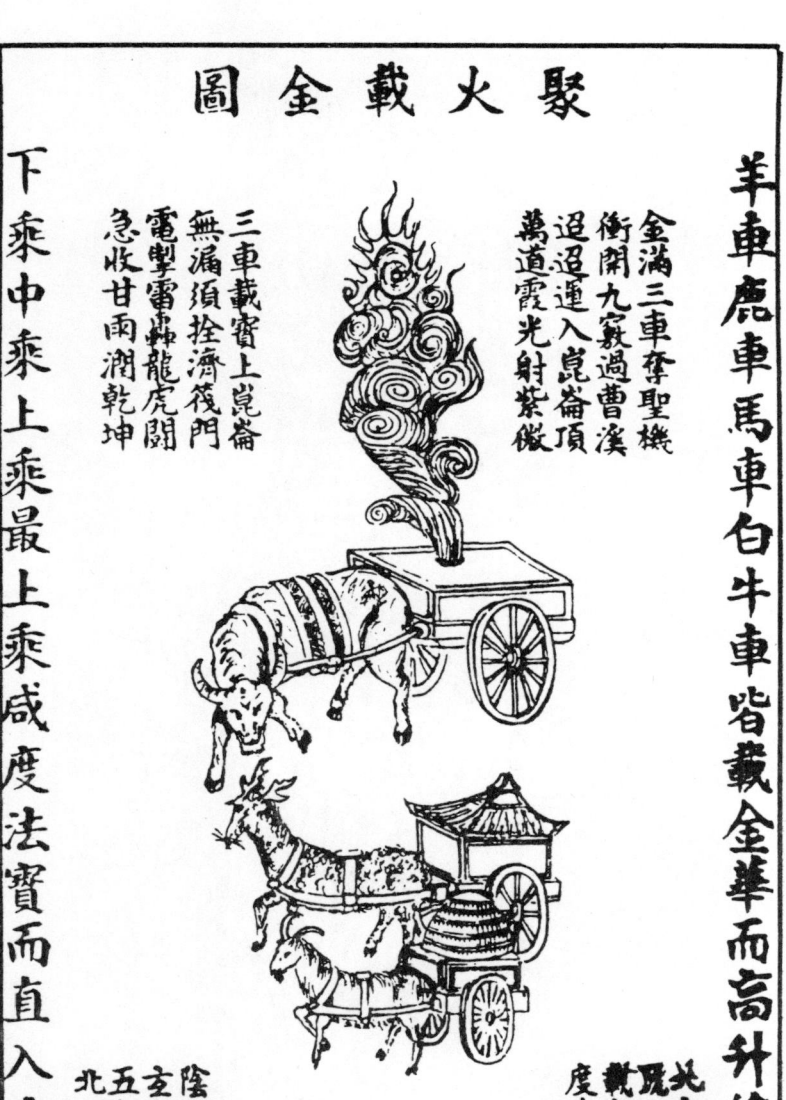

羊車鹿車馬車白牛車皆載金華而高升彼岸

金滿三車奪聖機
衝開九竅過曹溪
迢迢運入崑崙頂
萬道霞光射紫微

三車載寶上崑崙
無漏須拴濟筏門
電掣雷轟鞭龍虎關
急收甘雨潤乾坤

下乘中乘上乘最上乘咸度法寶而直入涅槃

北方正氣
現日河車
載金上升
度我道家

陰陽之始
主舍黃芽
五金之主
北方河車

Die drei Stufen des Fortschritts

Quelle: *Hsin Ming Kuei Ch'i*, Bd 1

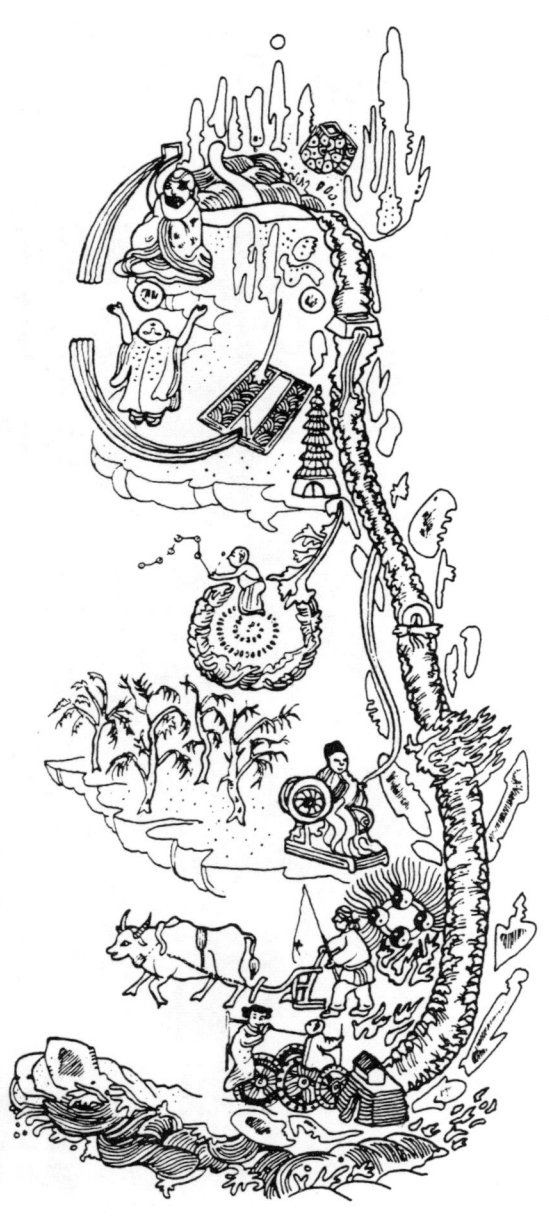

Steingravierung im Weißen-Wolken-Tempel, Peking.

Quelle: Mit freundl. Genehmigung von Thomas Sperling. Copyright Thomas Sperling 1986.

Region (Sitz des Wassers) nach unten zu schicken bis zum untersten Ende der Wirbelsäule, wo sie in den Tu Mo einströmt.

Das Diagramm enthält noch zahlreiche andere metaphorische Darstellungen, die insgesamt sehr komplex sind. Dazu gehören auch eine Reihe von Gedichten, die ihre Bedeutung erläutern und vertiefen. Obwohl ich hier nicht alle Einzelheiten beschreiben kann, möchte ich die Analogie mit dem Pflanzenwachstum weiter führen, um deutlich zu machen, inwiefern sich der Jahreslauf im Kreislauf des *ch'i* spiegelt. In taoistischen Schriften werden die zwölf Zentren, die in Kapitel 3 erwähnt wurden, oft durch die Sternbilder des Tierkreises dargestellt. Diese Tierkreiszeichen stehen auch für die zwölf Monate des Jahres. Deswegen spiegelt das Kreisen des *ch'i* die Jahreszeiten in ihrem Wechsel.

So vollziehen auch die Pflanzen im Einklang mit den Jahreszeiten einen zyklischen Kreislauf – vom Keim über die Blüte zum Samen. Wenn sie sorgsam gepflegt werden, dann wird sich die Ernte jedes Jahr verbessern. Diese Verbesserung gechieht nur allmählich und ist von Faktoren wie dem Wetter und der Bodenbeschaffenheit abhängig. Ein weiterer Faktor ist jedoch die Qualität der Pflege, die ihnen zukommt.

Entsprechend wird sich auch bei gewissenhafter, täglicher Übung das Ergebnis der zyklischen *ch'i*-Reinigung allmählich verbessern. Wie schnell das geschieht, kann nicht vorhergesagt werden; es hängt vom Alter und der körperlichen Verfassung des Meditierenden ab, aber auch von seiner Weisheit.

Es gibt noch eine andere Analogie, die in den klassischen taoistischen Abhandlungen über Meditation wiederholt auftaucht, und die noch aufschlußreicher ist. Darin wird der Prozeß, durch den die Energie verfeinert wird, mit alchemistischen Verfahren verglichen. Die Alchemie war im alten China hoch entwickelt. Es gab viele komplizierte Verfahren, die im wesentlichen darin bestanden, diverse Elemente zu mischen und dann durch wiederholte Erhitzung in verschiedenen Gefäßen immer weiter zu reinigen. In der Analogie wird der Körper des Meditierenden mit einem Labor verglichen, in dem solche Destillationsprozesse vollzogen werden. Die zwölf Zentren entlang der Bahnen sind Gefäße, in denen die Energie destilliert wird. Der Atem entspricht dem Wind und dem Feuer, der wie ein Blasebalg die

Hitze unter den »Destillierkolben« reguliert. Die innere Energie entspricht dem Gemisch, das durch die wiederholte Erhitzung der Kolben immer weiter gereinigt wird.

Die Stufen der Meditation gleichen denen des alchemistischen Prozesses. Zuerst werden die Elemente vermischt. Der Körper verbindet die Substanzen der Nahrung mit verschiedenen Sekreten der Drüsen und inneren Organe. Daraus bildet sich sowohl das Blut wie die Sexualflüssigkeit *(ching)*. Dann wird die Mischung erhitzt: Die Atemwärme verwandelt die Sexualenergie in *ch'i*. Die Mischung wird gereinigt, in dem sie nacheinander in einer Reihe von Kolben erhitzt wird. Das *ch'i* zirkuliert also durch die zwölf Zentren bei seinem Aufstieg durch den Tu Mo zum Scheitel und seiner Rückkehr in den Unterleib durch den Jen Mo. Die Abbildung auf Seite 99 zeigt die Position der zwölf Zentren, die das *ch'i* auf seinem Weg durch die Bahnen durchläuft.

Das alchemistische Verfahren kommt zum Abschluß, wenn der verfeinerte Stoff aus dem Gefäß herausgenommen und entweder aufbewahrt oder verbraucht wird. So wird in der Meditation als Ergebnis der Reinigung des *ch'i* nach vielen Kreisläufen allmählich *shen* (Geist) erzeugt. Diese hochkonzentrierte Form innerer Energie, die sich am Scheitelpunkt ansammelt, kann auf verschiedene Weise genutzt werden, oder wieder den Jen Mo hinunter fließen. Durch ein Fortführen des Kreislaufes kann diese dynamische Energie für zukünftigen Gebrauch angesammelt werden.

KAPITEL ACHT

Die fünf Konzentrationspunkte

In der Meditation sollten Sie Ihre Konzentration auf einen bestimmten Punkt richten, um Ihr Ziel zu erreichen. Die verschiedenen Meditationsschulen legen auf unterschiedliche Punkte Gewicht. Selbst innerhalb der selben Schule haben die Meister darüber widersprüchliche Ansichten. Tatsächlich ist jeder Punkt auf seine Weise wichtig. Je nachdem, auf welchen man sich konzentriert, wird das dadurch entstehende Gefühl und das Ergebnis anders sein. Ich empfehle dem ernsthaft Meditierenden, daß er ein oder zwei Punkte auswählt und sie Schritt für Schritt meistert.

1. *Ni-wan.* Geht man von oben nach unten, so ist der erste Punkt das *ni-wan* am höchsten Punkt des Kopfes. In der chinesischen Akupunktur hießt er *pei-wui. Pei* heißt »einhundert« und *wui* heißt »zusammentreffen«. An diesem Punkt am Kopf treffen viele Arterien, Venen und Nervenenden zusammen. Im Yoga heißt er *sahasrara* oder »Scheitelchakra«. Wenn Sie sich auf diesen Punkt konzentrieren, dann werden Sie anfangs die Empfindung haben, daß ihre Haut spannt. Später wird Schweiß und Feuchtigkeit auftreten. Die taoistische Tradition glaubt, daß auf der höchsten Stufe der Meditation der Geist an dieser Stelle den Körper verläßt. Man wird eine Helligkeit erleben, die der Sonne gleicht. Der taoistische Patriarch Lu Tuan Pin sagte, daß man durch Konzentration auf diesen Punkt im Innern sehr große Helligkeit erfahren wird, wie ein inneres weißes Leuchten. Manche Meditationsschulen meinen, daß dieser Punkt an der Fontanelle liege, dem »weichen Punkt« des Neugeborenen. Lao tse nennt ihn »die Pforte des Himmels«.

2. *Tzu-chiao.* Der zweite Punkt liegt in der Mitte des Kopfes etwas unterhalb der Augen. Wenn Sie sich konzentrieren und die Augen halb schließen, dann können Sie nach innen schauen. In

der westlichen Anatomie ist dieser Punkt als Hypophyse bekannt. Im Yoga heißt er »das dritte Auge« oder *ajna chakra*. Durch Konzentration auf diesen Punkt kann man die Hormonproduktion anregen und letztlich das Elixier hervorbringen. Es hat in der letzten Zeit verschiedene Artikel über dieses Phänomen gegeben, die zeigen, wie wichtig dieser Punkt ist. In der taoistischen Terminologie nennt man ihn das obere *tan-t'ien*.

3. *Chung-kuang.* Der dritte Punkt liegt zwischen dem Brustbein und dem Solarplexus und heißt *chung-kung*, was soviel bedeutet wie »der zentrale Platz« oder »das mittlere *tan-t'ien*. In Indien heißt es das *anahata chakra*, das Herzzentrum. In alten Zeiten glaubte man, daß an dieser Stelle das Herz liege. Damals galten Herz und Verstand als eins. Spätere Gelehrte widersprachen allerdings dieser Auffassung, daß der Verstand im Herzen angesiedelt sei. Der Punkt liegt dort, wo die westliche Anatomie die Thymusdrüse lokalisiert. Diese Drüse ist äußerst wichtig, da sie das Immunsystem reguliert. In der taoistischen Terminologie entspricht der Punkt dem Trigramm Li (Feuer). In der Meditation verbindet er sich mit dem vierten Punkt (Wasser), um Hitze zu erzeugen, die den Unterleib erwärmt.

4. Das untere *tan-t'ien*. Der vierte Punkt, das untere *tan-t'ien* wird im Yoga *manipura chakra* genannt, das Nabelzentrum. Dieser Punkt liegt vier Zentimeter (manche Texte sagen acht Zentimeter) unterhalb des Nabels, und zwar im vorderen Drittel des Beckenbauchraumes zwischen den Nieren und dem Nabel. Er entspricht dem Trigramm K'an (Wasser) und ist der Ort, wo Sperma und Eizellen erzeugt werden. Wie schon gesagt führt die Konzentration auf diesen Punkt zu einer Vereinigung von Feuer und Wasser, von Herz und Nieren. Wenn man Meisterschaft erlangt hat, dann verbinden sich Elemente von allen inneren Organen, um Sperma und Eizellen zu produzieren, die in Elixier oder »Medizin« verwandelt werden. In der zweiten Phase dieses chemischen Prozesses wird das Elixier in *ch'i*, oder Lebenskraft transformiert. Dieser Prozeß schafft eine Vertiefung, die *ch'i-hsueh* genannt wird. Die meisten Meditierenden konzentrieren sich anfangs auf diesen Punkt. Dadurch entsteht innere Ruhe, der Bauchraum erwärmt sich, und das *ch'i* wird gestärkt. Mit dem Bewußtsein wird das *ch'i* dann durch den fünften Punkt an den

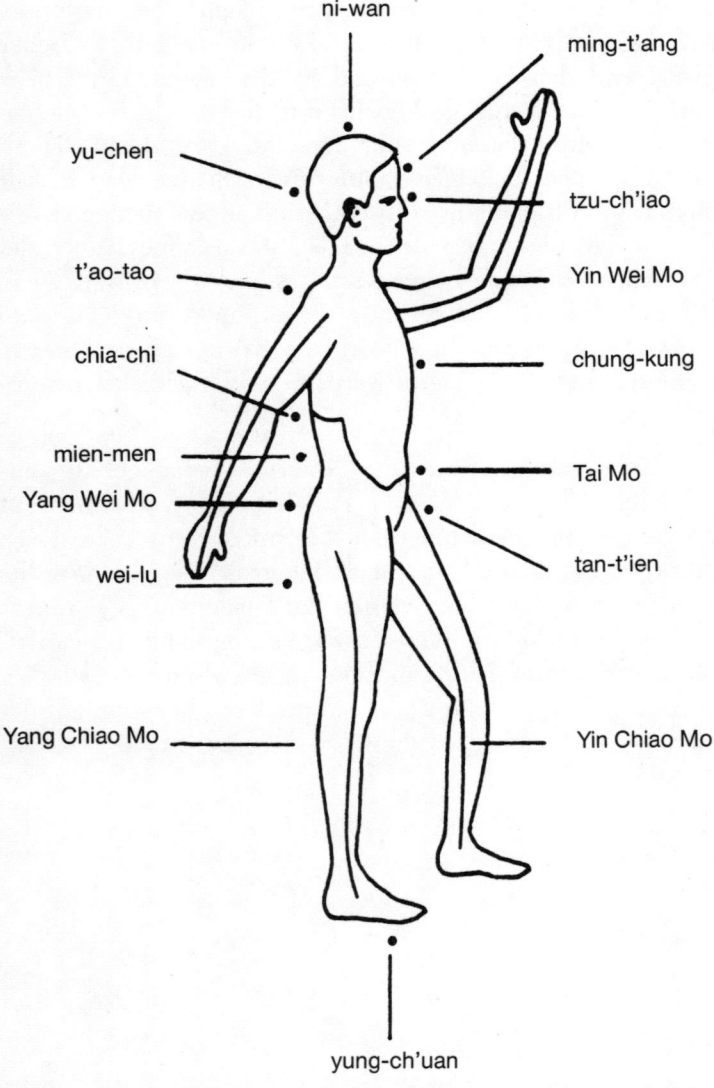

ni-wan

ming-t'ang

yu-chen

tzu-ch'iao

t'ao-tao

Yin Wei Mo

chia-chi

chung-kung

mien-men

Tai Mo

Yang Wei Mo

tan-t'ien

wei-lu

Yang Chiao Mo

Yin Chiao Mo

yung-ch'uan

Anfang der Wirbelsäule gelenkt, um den Großen himmlischen Kreislauf zu vollziehen. Das geschieht oft spontan. Viele Taoisten nennen diese Körperzone den Herd oder den Tiegel, in dem das Wasser durch das Feuer erhitzt wird und in Dampf übergeht, wenn es heiß genug ist.

5. *Yang-kuan.* Der fünfte Punkt heißt *yang-kuan,* oder die Höhle von Leben oder Tod. Er entspricht dem indischen *muladhara-chakra,* oder Wurzelzentrum. Er befindet sich zwischen dem Anus und den Genitalien und ist der Wendepunkt beim Kreislauf des *ch'i.* Wenn die Lebenskraft, die durch die Meditation erzeugt wird, diesen Punkt erreicht, dann kann sie als Sperma nach außen fließen und, sofern es sich mit einer Eizelle verbindet, zur Empfängnis führen. Empfängnis bedeutet die Geburt eines Kindes, aber den »Tod« des Mannes (oder der Frau), weil der Verlust an Lebenskraft das Leben verkürzt. Wenn jedoch das *ch'i* oder die Lebenskraft, diesen Punkt durchläuft und in die Wirbelsäule eintritt, um erneut im Körper zu zirkulieren, dann kann das Leben verlängert werden, bis schließlich Unsterblichkeit erlangt wird.

Der Meditierende kann sich die Punkte in beliebiger Reihenfolge auswählen. Das Buch *Taoist Yoga* empfiehlt, daß man mit dem zweiten Punkt, dem *tzu-chiao* beginnt.[1] Wenn man durch Konzentration auf diesen Punkt das Ziel erreicht hat, dann sollte man zum zweiten Punkt den vierten dazu nehmen – das untere *tan-t'ien.* In *Secrets of Chinese Meditation* empfiehlt der taoistische Meister Yin Shih Tzu, daß man mit dem unteren *tan-t'ien* (dem vierten Punkt) beginnt und dann die Konzentration auf das mittlere *tan-t'ien* (den dritten Punkt) verlagert.[2]

---

[1] Lu K'uan Yu, *Taoist Yoga,* S. 9–20.
[2] Lu K'uan Yu, *Secrets of Chinese Meditatin,* S. 167.

KAPITEL NEUN

Atemmeditation für die Gesundheit

Der Zweck der Meditation besteht darin, die Gesundheit zu fördern und das Leben zu verlängern. Bestimmte Elemente und Zustände im Körperinneren bedrohen die Gesundheit und die Lebensdauer mehr als äußere Faktoren oder Verletzungen. Diese inneren Ursachen sind deswegen so gefährlich, weil sie oft unterschätzt werden. Wenn innere Organe krank werden, dann spürt man anfangs nur geringes Unbehagen. Man geht so lange nicht zum Doktor, bis ernster Schaden entstanden ist. Dann helfen oft nur noch teuere Medikamente und Operationen. Wenn die Krankheit der Organe noch weiter fortgeschritten ist, kann sie sich als tödlich erweisen. Geld und Zeit können gespart und Leiden vermindert oder ganz vermieden werden, wenn man inneren Krankheiten durch die richtige Meditationstechnik vorbeugt.

Man muß die Quelle der Erkrankung herausfinden. Stagnation in den inneren Organen beeinträchtigt die Widerstandsfähigkeit des Körpers gegen Bakterien und Viren. Die Organe können dann leichter von innen angegriffen werden. Tuberkulose in den Lungen, Geschwüre im Verdauungstrakt und Krebs können die Folge sein, um nur einige Krankheiten zu nennen.

Mit Hilfe der Meditationsmethoden können wir solchen Leiden vorbeugen. Es geht uns dabei um zwei Dinge: 1. Die inneren Organe sauber und frei von Bakterien zu halten, und 2. Bakterien auszuscheiden, falls sie schon vorhanden sind. Die taoistische Methode zur Reinigung der Organe von Bakterien ist schnelles Atmen. Kurzes, schnelles Atmen, wie das Hecheln eines Hundes, das einige Minuten lang praktiziert wird, kann die störenden Elemente aus dem Körper herausziehen und über die Tränengänge und die Schleimhaut der Nase abführen. Eine ähnliche Technik ist auch im Yoga bekannt.

Die Methode der Schnellatmung hat sich über die Jahrhunderte gewandelt. In alter Zeit zündeten die Taoisten Räucherstäbchen an, fixierten ihren Blick auf die glühende Spitze und atmeten solange sehr schnell, bis Tränen kamen. So wurden die schädlichen Stoffe mit den Tränen ausgeschieden. Andere Bakterien wurden mit dem Nasenschleim abgesondert. Der Rauch der Stäbchen hat jedoch auch Nachteile, denn er reizt die Augen von außen, nicht von innen, und kann Brennen verursachen, außerdem Husten. An Stelle der Räucherstäbchen wurde auch eine Kristallkugel verwendet. Die glatte Oberfläche reflektierte das Licht, auf das der Meditierende seinen Blick richtete.

Ich führe diese Meditation zweimal täglich aus, direkt nach dem Aufstehen und vor dem Zubettgehen. Ich verwende jedoch keine Kristallkugel, da man sie schwer beschaffen kann und sie auch nicht notwendig ist. Ich nehme eine ausgebrannte elektrische Birne, die ich an einem Bambusstock befestige oder in eine Papprolle von ungefähr 25 Zentimeter Länge stecke. So ist die Birne auf Augenhöhe, etwa 60 Zentimeter von mir entfernt. Ein Tennisball oder dergleichen ist nicht geeignet, weil er kein Licht reflektiert. Ich fixiere meine Augen auf die Birne und atme einige Minuten lang schnell durch die Nase, bis sich Tränen und Schleim bilden. Manche meiner Schüler haben sieben bis zehn Minuten Schnellatmung nicht durchhalten können. Es reichen auch sechs Minuten.

Schnelles Atmen ist ähnlich wie der Wind, der das Wasser aufwühlt, während langsames Atmen beruhigt und regeneriert. Wenn das schnelle Atmen seine Wirkung entfaltet, dann werden die inneren Schadstoffe durch die Augen und die Nase ausgeschieden, der Körper summt förmlich vor Energie, und es wird sehr viel Wärme erzeugt. Danach ist es wichtig, die Körpertemperatur wieder zu senken und den Körper in den Normalzustand zurückkehren zu lassen. Ich atme langsam durch die Nase und lenke die Lebenskraft mit Hilfe des Bewußtseins und des Atems hinunter in den Bauch. Wenn der Körper wieder ruhig wird, fühlt man sich ungewöhnlich heiter.

Das Verhältnis zwischen schnellem und langsamen Atmen ist etwa 1 : 5. Wenn ich etwa sechs Minuten schnell geatmet habe, dann folgt darauf etwa eine halbe Stunde langsames Atmen. Nachdem ich diese Meditation jahrelang geübt habe, stelle ich fest, daß meine Augen klar bleiben, sich in meinen Lungen weniger Schleim bildet und ich mich rundherum gesund fühle.

Worum es geht, wird im *Taoist Yoga* so erklärt: »Die Konzentration sollte so lange anhalten, bis die Unterscheidung in selbst und andere vollkommen verschwunden ist und Körper und Geist nicht länger existieren. Nur dann kann Ihre Konzentration wirksam sein.«[1]

---

[1] Lu K'uan Yu, *Taoist Yoga*, p 44.

KAPITEL ZEHN

T'ai Chi Ch'uan-Bewegungen zur Meditation

In Kapitel sechs habe ich eine Methode beschrieben, wie man im Stehen meditieren kann. Durch die Bewegung der Arme und Beine wird die Atmung und die innere Konzentration unterstützt, welche das *ch'i* durch die Bahnen des Kleinen und Großen himmlischen Kreislaufs lenken. Sowohl die Bewegung der Glieder wie deren Koordination mit der Atmung sind genau die gleichen wie am Anfang und Ende der T'ai Chi Ch'uan-Form. Es sind recht einfache Bewegungen, die nur im Beugen und Strecken der Knie und im Heben und Senken der Hände bestehen. Wenn sie jedoch so ausgeführt werden, wie ich es beschrieben habe, dann können sie die Lenkung des *ch'i* durch alle Sonderleitbahnen sehr wirkungsvoll beeinflussen. Das zeigt, daß der Prozeß der Energieläuterung, der für die Meditation wesentlich ist, sowohl in der Bewegung wie im ruhigen Sitzen vollzogen werden kann, und – was noch wichtiger ist –, daß die äußeren Bewegungen durch Koordination mit der inneren Konzentration und der Atmung den Fluß der Lebensenergie unterstützen können, der für die Verfeinerung der Energie notwendig ist.

Außer den beschriebenen gibt es noch eine Reihe anderer Bewegungsabläufe, die den Fluß des *ch'i* in der Meditation fördern. Viele gehören zu den verschiedenen Teilen der T'ai Chi Ch'uan-Form, so die Verlagerung des Gewichts von einem Bein auf das andere, die Drehung des Körpers nach rechts oder links, einen Schritt nach vorne oder nach hinten, begleitet von verschiedenen Hand- und Beinbewegungen, die in bestimmten, mehr oder weniger komplizierten Abfolgen ineinander übergehen.

Ich habe das Werk von Chang San-feng studiert, dem taoistischen Unsterblichen, der als Schöpfer des T'ai Chi Ch'uan gilt, und ich glaube, daß er deswegen Großes erreicht hat, weil er T'ai Chi Ch'uan und Meditation verbunden hat. Es wird erzählt, daß er einmal während der Meditation eine Schlange[1] sah, die aus einem Loch hervorkroch, und dann einen Vogel, der von einem Baum herunter stieß, um mit der Schlange zu kämpfen. Nach dem Kampf flog der Vogel auf den Baum zurück, und die Schlange glitt zurück ins Loch. Am nächsten Tag wiederholte sich die Szene. Diese Beobachtung soll Chang San-feng zur Erfindung des T'ai Chi Ch'uan angeregt haben. Einer meiner Lehrer, ein erleuchteter Taoist, sagte mir, daß der Vogel das Herz repräsentiere und die Schildkröte die Nieren; ihr Kampf symbolisiere das Wechselspiel zwischen Herz und Nieren. Chang San-feng erfand die T'ai Chi Ch'uan-Übungen im Dienste der Meditation.

Meine jahrelangen Forschungen über die Beziehung zwischen T'ai Chi Ch'uan und Meditation haben mich zu der Erkenntnis geführt, daß viele Bewegungen des T'ai Chi Ch'uan den Fluß des *ch'i* durch den Körper erleichtern. Die Abfolge der T'ai Chi Ch'uan-Form und der Meditation sind fast gleich. So beginnt der Kreislauf des *ch'i* in der Meditation mit dem Kleinen himmlischen Kreislauf, der sich allmählich zum Großen himmlischen Kreislauf ausweitet. Betrachten wir nun den Anfang der T'ai Chi Ch'uan-Form, die mit dem Kleinen himmlischen Kreislauf der Meditation in Beziehung steht.

Bevor Sie anfangen, stellen Sie sich gerade hin und entspannen sich; lassen Sie alle Gedanken los. Nun sind Sie bereit, mit der ersten Form, dem Anfang des T'ai Chi Ch'uan, zu beginnen. Aufrecht stehend mit leicht gebeugten Knien, die Arme locker an der Seite (Abb. 1), atmen Sie langsam ein und heben die Hände bis auf Schulterhöhe (Abb. 2). Beim Ausatmen bringen Sie die Hände langsam in die Ausgangsposition zurück und beugen Ihre Knie ein wenig mehr; dabei ist die Wirbelsäule immer gerade. Die Bewegung der Arme hebt das *ch'i* von seinem Ausgangspunkt im *tan-t'ien* zum Nabel empor und führt es wieder zurück zum *tan-t'ien*. In der Terminologie der Meditation wird dieser Prozeß manchmal die Vereinigung von K'an und Li genannt. K'an repräsentiert *Wasser und Nieren und das untere tan-t'ien*. Li steht für Feuer und Herz und bezeichnet das Herzzentrum. Der Anfang

---

[1] Die Schlange symbolisiert den Mann und die Schildkröte die Frau.

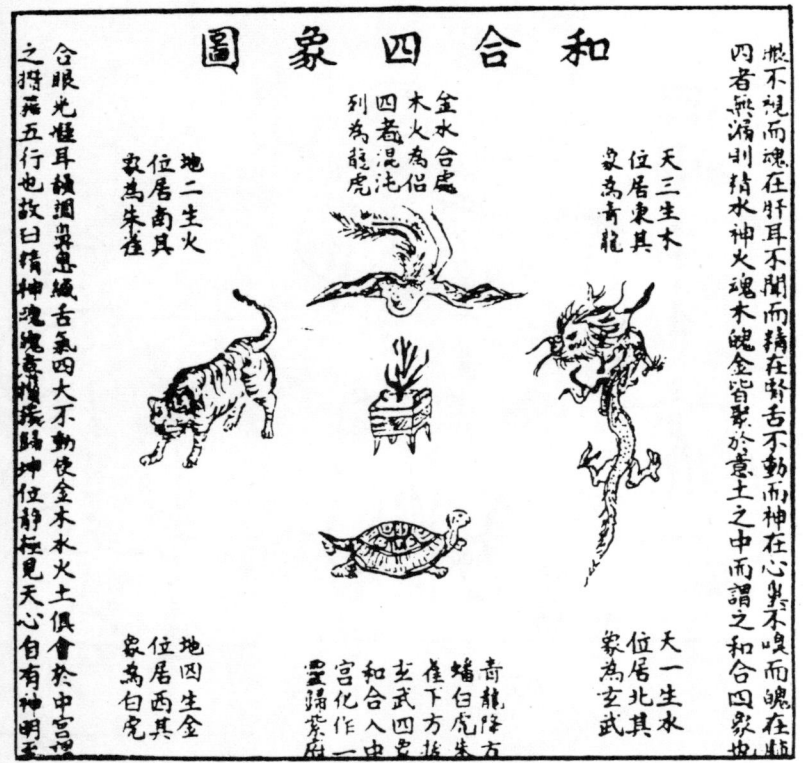

和 合 四 象 圖

Vogel und Schildkröte   Quelle: *Hsin Ming Kuei Ch'i*, Bd. 1, S. 17.

des T'ai Chi Ch'uan läßt das *ch'i* also zwischen diesen beiden Zentren kreisen. (In der Meditation tritt die Luft in die Nasenlöcher ein [postnatales Atmen] und sinkt zum Nabel hinunter. Das *ch'i* [pränatales Atmen] steigt vom *tan-t'ien* zum Nabel empor.) Wenn Sie wollen, können Sie diese Bewegung mehrmals wiederholen, bevor Sie mit »Fasse den Vogel am Schwanz« weitermachen. Hier gleitet die rechte Hand über den Körper nach unten (Abb. 3), und stabilisiert das *ch'i* im *tan-t'ien*. Wenn das *ch'i* stabil ist, sind Atem und Bewußtsein im Unterleib konzentriert. In der taoistischen Terminologie heißt es »Das Feuer verweilt am Platz des Wassers«. Der Bauch wird als Herd bezeichnet, der das an diesem Ort reichlich vorhandene Wasser zum Kochen bringen kann, um Dampf zu erzeugen. Das Wasser wird dadurch reduziert und die Energie erhöht. So können viele Krankheiten vermieden werden, und *ching* (sexuelle Energie) wird in *ch'i* (Energie) verwandelt. Das Hexagramm 63 des *I Ging,* Wei Chi (Nach

107

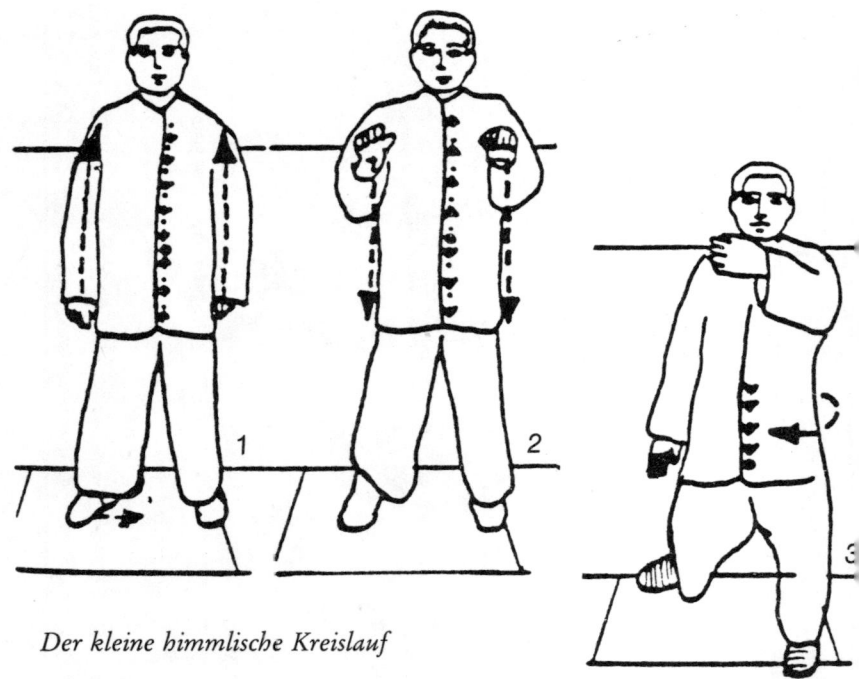

Der kleine himmlische Kreislauf

der Vollendung) versinnbildlicht das Feuer unter dem Wasser. Ein modernes Beispiel für dieses Bild ist die Dampfmaschine.

Die nächste Bewegungsfolge beginnt mit »Stoßen« und setzt den Kleinen himmlischen Kreislauf des *ch'i* fort. Drehen Sie sich nach rechts (Abb. 4) und bringen Sie die rechte Hand nach oben, so daß das *ch'i* vom unteren Bauchraum zum Nabel emporsteigt (Abb. 5). Nun folgt »Zurückziehen«; dabei konzentrieren Sie Ihr Bewußtsein und Ihren Atem auf die Bewegung der linken Hand, die das *ch'i* wieder vom Nabel nach unten zurückführt. In einer Kreisbewegung kommt die linke Hand nach oben auf Brusthöhe, wo sie auf die rechte trifft, die Handflächen nach innen (Abb. 9). Diese Position heißt »Nach vorne drücken« und bringt wiederum das *ch'i* hoch zum Nabel. Verlagern Sie das Gewicht nach hinten und öffnen Sie die Hände (Abb. 10). Diese Position wird »Peitsche« genannt. Das *ch'i* folgt der abwärts gerichteten Bewegung des Körpers und kehrt in den unteren Bauchraum zurück. Es folgt wieder »Nach vorne drücken«, wodurch das *ch'i* ein weiteres Mal zum Nabel aufsteigt. Die ganze Sequenz heißt »Stoßen«,

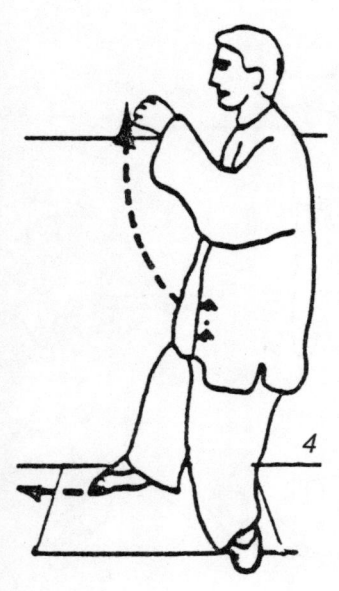

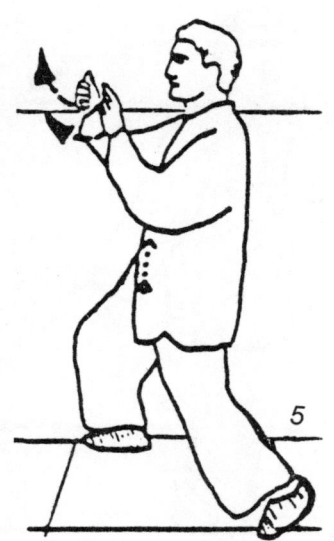

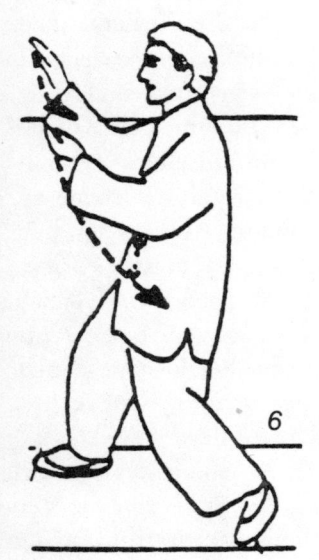

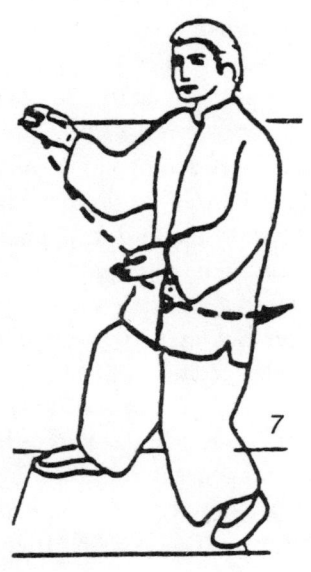

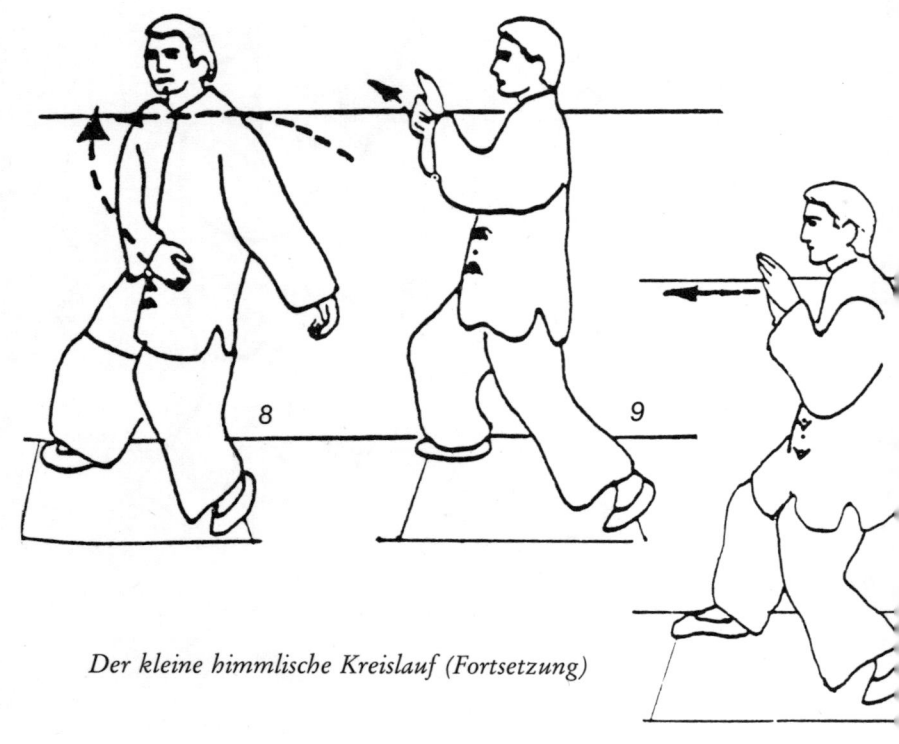

Der kleine himmlische Kreislauf (Fortsetzung)

»Zurückziehen«, »Nach vorne drücken« und »Peitsche« (SZNP).
Sie können diese Bewegungsfolge und auch die vorhergehende
mehrmals wiederholen, um den Kleinen himmlischen Kreislauf in
Bewegung zu setzen. Sie können nun mit »Drehung« und »Peitsche« fortfahren (Abb. 12 und 13). Die Drehung des Körpers
bezeichnet den Wendepunkt zum Großen himmlischen Kreislauf.

Der Prozeß beginnt nach der »Peitsche«, wenn die Arme zur
Seite geöffnet sind und einen Halbkreis bilden (Abb. 14) und das
rechte Bein schräg nach vorne gestellt ist. In dieser Position
verbreitet sich das *ch'i* im ganzen Körper. Während das Gewicht
weiter auf dem hinteren, linken Bein ruht, werden beide Arme
und das rechte Bein nach vorne gebracht in die Position »Spiele
die Laute«. Die linke Handfläche befindet sich vor dem rechten
Ellenbogen und das rechte Bein ruht leicht auf der Ferse. Das *ch'i*
wird im Jen Mo konzentriert. Im zweiten Abschnitt der T'ai Chi
Ch'uan-Form wird die gleiche Bewegung des *ch'i* – erst die Ver-
breitung im ganzen Körper und dann die Konzentration im Jen

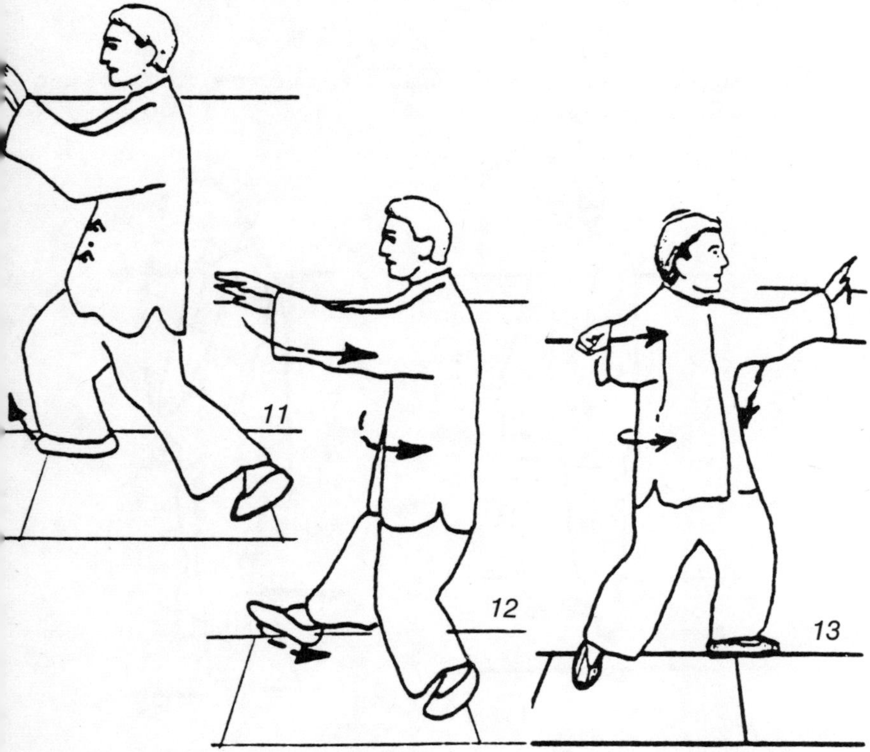

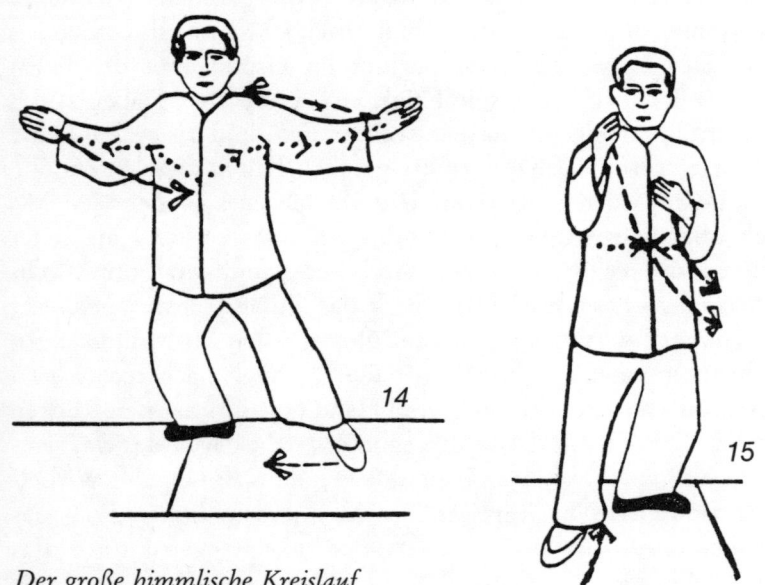

Der kleine himmlische Kreislauf (Fortsetzung)

Der große himmlische Kreislauf

Mo – durch die Positionen »Diagonales Fliegen« (Abb. 25) und »Spiele die Laute« erreicht.

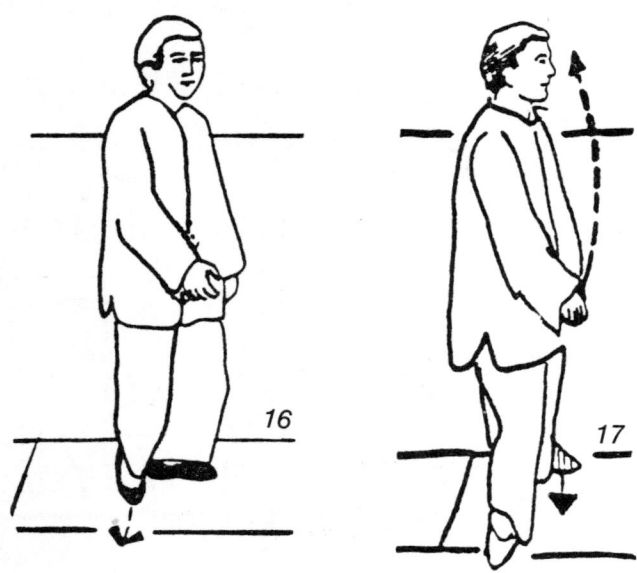

Nach »Spiele die Laute« folgt »Zurückziehen« (Abb. 16) und dann »Schritt nach vorne und Schulterstoß« (Abb. 17), wodurch der Kleine mit dem Großen himmlischen Kreislauf verbunden wird. Der Große Kreislauf beginnt im Grunde mit der Form »Weißer Kranich breitet die Flügel aus« (Abb. 18). Dabei ist das Gewicht überwiegend auf dem rechten Fuß, und die rechte Hand wird nach oben zur Körpermitte geführt. Durch diese Bewegung der Hand wird das *ch'i* vom Unterbauch entlang dem Jen Mo nach oben zur Stirn geführt. Nun wird das rechte Knie tiefer gebeugt, die rechte Hand sinkt nach unten und der Rumpf dreht sich nach rechts (Abb. 19). Durch das Zusammenwirken dieser Bewegungen wird das *ch'i* wieder über den Jen Mo von der Stirn nach unten gelenkt. Kurz bevor die Drehung nach rechts zum Abschluß kommt, wird die rechte Hand etwas hinter den Rücken geführt. Der Zweck dieser Bewegung besteht darin, das *ch'i* weiter nach unten durch den Genitalbereich zum Anfang der Wirbelsäule zu führen. Es folgt ein Schritt mit dem linken Fuß, das Gewicht wird nach links verlagert, der linke Arm streift über das linke Knie und der rechte Arm beschreibt eine Kreisbewegung

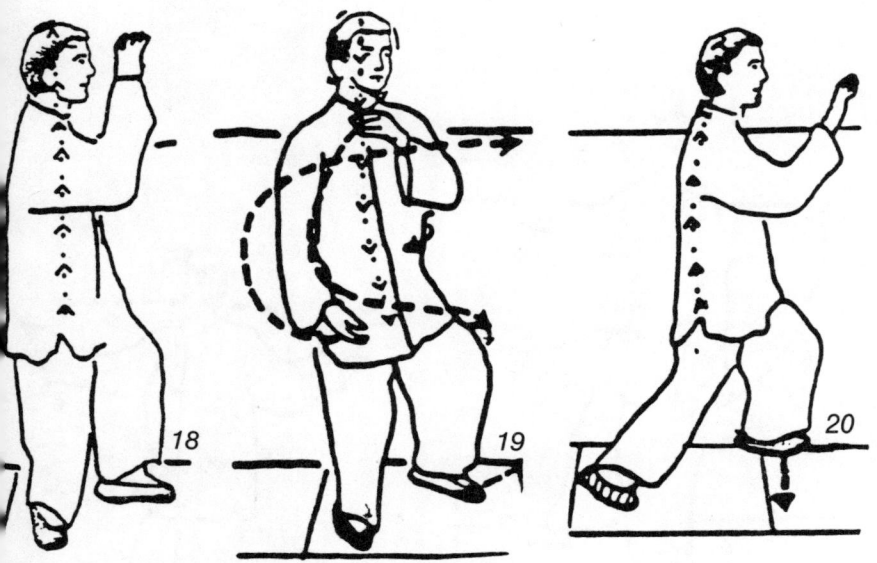

Der große himmlische Kreislauf (Fortsetzung)

von hinten nach vorne und stößt neben dem Ohr nach vorne. Diese Form heißt »Knie streifen und nach vorne stoßen« und lenkt das *ch'i* vom unteren Ende der Wirbelsäule den Tu Mo aufwärts bis zum Scheitelpunkt (Abb. 20). Diese Bewegung wird dreimal in ihrer kurzen und fünfmal in ihrer langen Form wiederholt, abwechselnd rechts und links. Man kann sie im Grunde so oft wiederholen, wie man will, so lange die Zahl der Wiederholungen ungerade ist.

Im T'ai Chi Ch'uan gibt es verschiedene Übergangspositionen von der ersten zur zweiten Sequenz. Zum Zwecke der Meditation kann man von »Knie streifen und nach vorne stoßen« direkt weitermachen mit »Schritt zurück und den Affen abwehren«. Das *ch'i* wird durch die Handbewegungen gelenkt. Die rechte Hand sinkt zum Schenkel hinunter, bewegt sich nach hinten, kommt in einer Kreisbewegung zur Kopfhöhe empor, wird nach vorne gedrückt und kehrt nach unten in die Ausgangsposition zurück. Die linke Hand beschreibt die gleiche Bewegung (Abb. 21–23). Dabei ist die linke Hand unten beim Schenkel, wenn die rechte Hand oben beim Kopf ist. Man kann sich die Bewegung der beiden Hände wie zwei gegenüber liegende Speichen vorstellen, während die Bewegung des Rades das Zirkulieren des *ch'i* im Großen himmlischen Kreislauf kennzeichnet. Diese Form kann

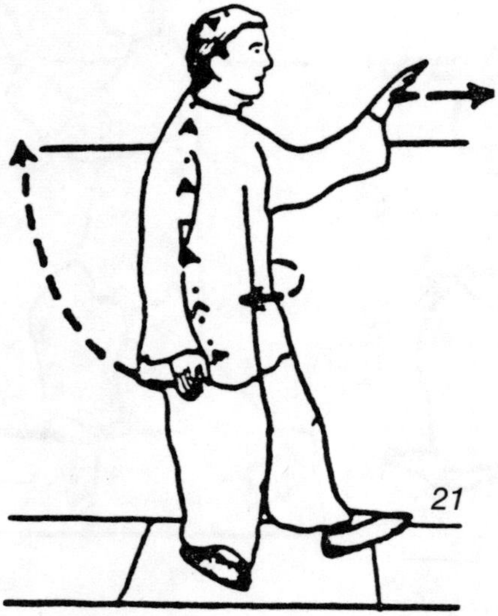

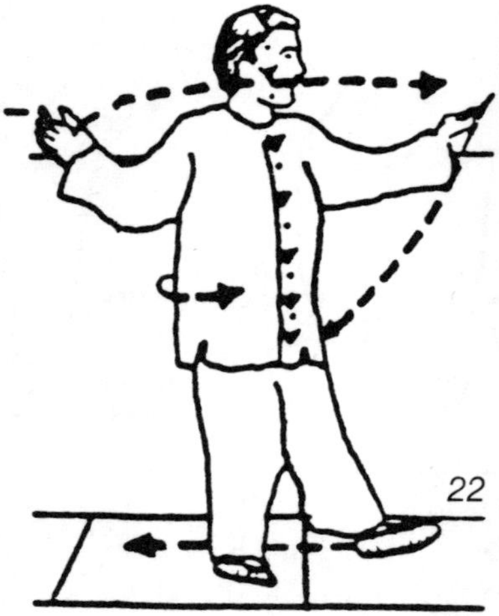

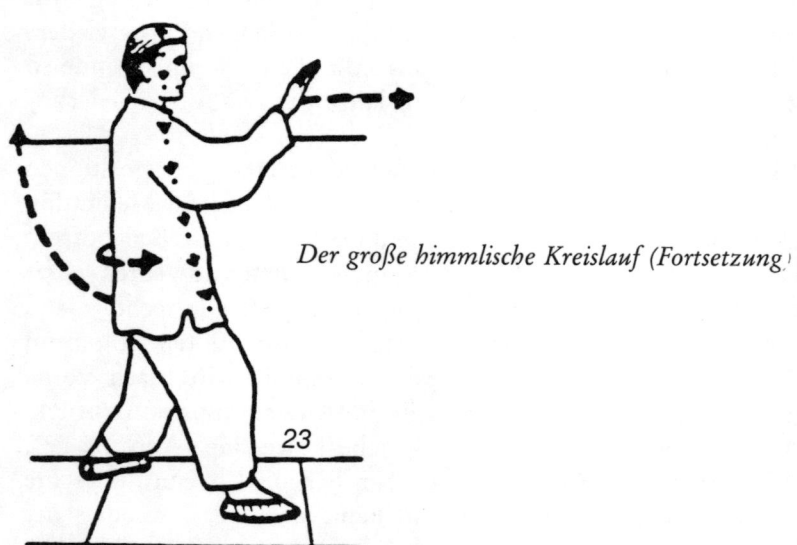

Der große himmlische Kreislauf (Fortsetzung)

drei-, fünf- oder siebenmal wiederholt werden, nach Belieben im Wechsel mit »Knie streifen und nach vorne stoßen«. Die Abfolge der Formen, die wir gerade beschrieben haben, dient besonders dem Auf- und Absteigen des *ch'i* und dem Wechsel zwischen vorne und hinten.

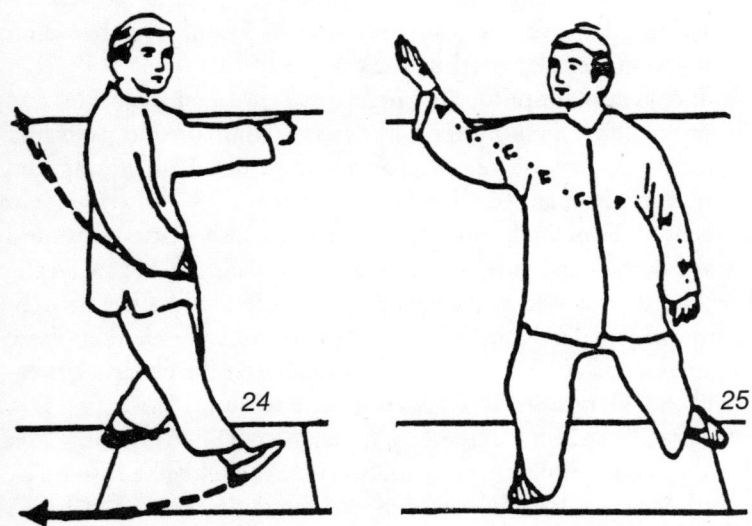

Nach der letzten Wiederholung von »Schritt zurück und den Affen abwehren« sinkt die rechte Hand zum linken Schenkel hinunter und die linke Hand macht eine Kreisbewegung, bis sie auf dem rechten Handgelenk ankommt (Abb. 24). Drehen Sie Ihren Körper mit einem großen Schritt des rechten Fußes nach rechts und verlagern Sie Ihr Gewicht dorthin. Gleichzeitig bewegt sich die rechte Hand, Handfläche nach oben, diagonal über die Vorderseite des Körpers bis zur Höhe der Schläfe, ähnlich wie der Flug eines Vogels am Flußufer. Die linke Hand streift das linke Knie und beendet ihre Bewegung an der linken Seite. Diese Bewegungsfolge, genannt »Diagonales Fliegen«, öffnet den ganzen Körper, so daß das *ch'i* durch alle Körperzonen strömen kann (Abb. 25).

Nun bringen Sie den linken Fuß nach vorne und verlagern den größten Teil Ihres Gewichts darauf. Dabei bewegen sich beide Arme und das rechte Bein zur Körpermitte und nehmen die Position »Spiele die Laute« ein (Abb. 15). Die rechte Hand befindet sich gegenüber dem rechten Ellenbogen und der rechte Fuß ist auf die Ferse gestützt. Durch diese Bewegung wurde das *ch'i* im Jen Mo konzentriert. Bei der nächsten Form, »Zurückziehen«, sinken die Arme nach unten und der Fuß wird zur Mitte gezogen (Abb. 16); dadurch fließt das *ch'i* wieder in den Unterleib. Bei »Schritt nach vorn und Schulterstoß« (Abb. 17) verlagert sich das Gewicht auf den rechten Fuß und das *ch'i* sinkt noch weiter hinab bis zum Tor der Sterblichkeit am Damm.

»Weißer Kranich breitet die Flügel aus« ist die nächste Position in dieser Sequenz. Sie kommt zum zweiten Mal vor und stellt hier das Kernstück der Bewegungsform dar – die Vollendung des Großen himmlischen Kreislaufs. Das gesamte Gewicht ist auf dem rechten Fuß, während der linke Fuß zur Mitte geht und leicht auf den Zehen ruht (Abb. 18). Gleichzeitig erhebt sich die rechte Hand, mit der Handfläche nach unten, bis zur Stirn. In Verbindung mit der Konzentration des Bewußtseins lenken diese Bewegungen das *ch'i* vom Tor der Sterblichkeit durch den Unterleib und das Herz aufwärts bis zum Scheitelpunkt *(ni-wan)*. Das ist negative Bewegung entlang den Jen Mo. Die Augen blicken nach oben, als wollten sie durch die Schädeldecke hindurch schauen. Man stellt sich vor, daß das Bewußtsein und das *ch'i* vollständig im *ni-wan* konzentriert sind. Die Augen sind in der Meditation sehr wichtig, da sie das Bewußtsein repräsentieren und das *ch'i* durch den Körper leiten.[2] Die Augen sind auch im T'ai Chi Ch'uan wichtig. Unter T'ai Chi-Meistern herrscht die Überzeugung, daß das Bewußtsein einen bestimmten Punkt im Raum erreichen kann, wenn die Augen ihn wahrnehmen, und daß die Hände und das *ch'i* unwillkürlich nachfolgen.

Im Fortgang der Form wendet sich die rechte Hand um und sinkt nach unten an die Seite, während die linke Hand vor dem Körper nach oben steigt. Die zwei Handflächen stehen einander vertikal gegenüber, so als würden sie einen großen Ball halten (Abb. 19). Mit dieser Bewegung steigen Bewußtsein, Atem und *ch'i* wieder abwärts entlang dem Jen Mo bis zum Tor der Sterblichkeit, diesmal in positiver Richtung.

---

[2] Der Prozeß wird in Lu K'uan Yu, *Taoist Yoga* auf S. 62–64 im einzelnen beschrieben.

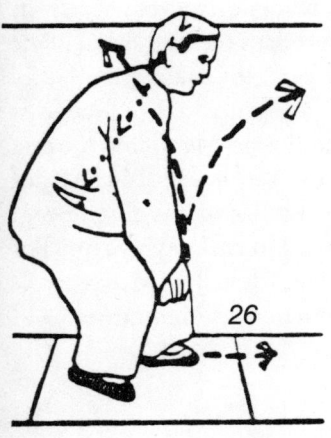

Der große himmlische Kreislauf (Fortsetzung)

Wie vorher folgt die Position »Knie streifen und nach vorn stoßen«. Die Hand geht nach hinten und bewegt damit das *ch'i* vom Tor der Sterblichkeit zum Anfang der Wirbelsäule. Die rechte Hand setzt die Rückwärtsbewegung fort und beschreibt einen großen Kreis am Ohr vorbei bis nach vorne. Die linke Hand streift das linke Knie (Abb. 20). Die Vorstellungskraft im Verein mit der körperlichen Bewegung führen das *ch'i* die Wirbelsäule hinauf bis zum Scheitelpunkt, entlang dem To Mo in positiver Richtung.

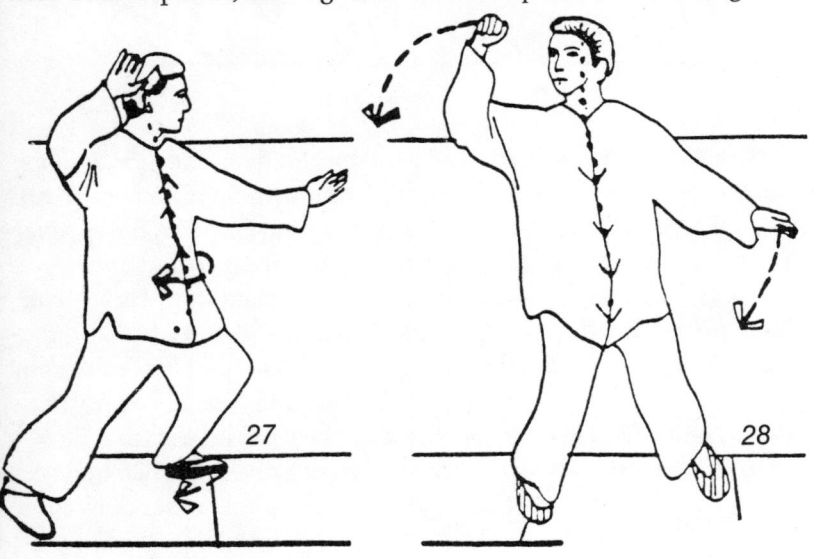

Sie bewegen jetzt den rechten Fuß nach vorne und zentrieren Ihr Gewicht darüber. Die linke Hand ruht auf dem rechten Arm, beide Knie werden gebeugt und der ganze Körper geht nach unten (Abb. 26). Diese Position heißt »Nadel am Meeresgrund«. Die Nadel ist ein Bild für das *ch'i* und der Meeresgrund eine Metapher für den unteren Bauchraum, *ch'i-hai,* das Meer des Atems. Der Blick ist auf die Fingerspitzen der rechten Hand gerichtet, und das *ch'i* bewegt sich von der Schädeldecke abwärts den Jen Mo entlang bis zum Tor der Sterblichkeit. Diese Bewegung entlang dem Jen Mo vervollständigt den positiven himmlischen Kreislauf der Meditation.

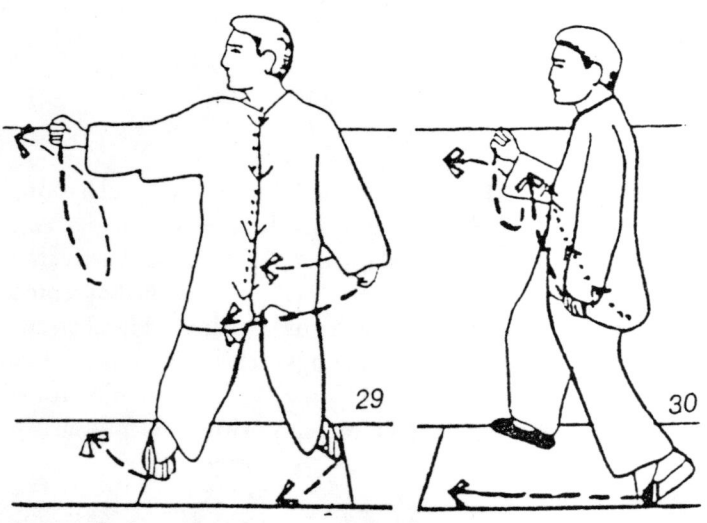

Der große himmlische Kreislauf (Fortsetzung)

Nun richten Sie sich auf und machen mit dem linken Fuß einen Schritt nach vorne und »öffnen die Arme wie einen Fächer« (Abb. 27). Die rechte Hand veranlaßt das *ch'i* vom *ch'i-hai* in negativer Richtung entlang dem Jen Mo zum Kopf zu steigen, und die Augen und das Bewußtsein konzentrieren sich erneut auf das *ni-wan.* Nun ziehen Sie die Faust zum Hinterkopf zurück (Abb. 28). Die Augen folgen dem Lauf der Energie durch den Kopf hindurch zum Rücken, und das *ch'i* folgt der Faust, und fließt den Rücken abwärts zum Anfang der Wirbelsäule. Das ist die negative Bewegung entlang dem To Mo, die damit den negativen Großen himmlischen Kreislauf vervollständigt. Das *ch'i* ist jetzt an der Spitze des

Steißbeins konzentriert. Der Körper vollendet die Drehung nach hinten (Abb. 29) und das *ch'i* vollzieht eine kleine Kreisbewegung am Tor der Sterblichkeit. Mit dem linken Fuß machen Sie einen Schritt nach vorne und gleichzeitig stößt die Faust nach vorne (Abb. 30). Das führt das *ch'i* vom Tor der Sterblichkeit zum *ch'i-hai*. Nun gehen Sie nach rechts zurück, wodurch das *ch'i* zum Tor der Sterblichkeit zurückfließt. Machen Sie mit dem rechten Fuß einen Schritt nach vorne und heben Sie die Hände wie bei »Stoßen« (Abb. 5). Das *ch'i* fließt vom Tor der Sterblichkeit durch das *ch'i-hai* und das *tan-t'ien* zum Herzzentrum. Es folgt »Zurückziehen« (Abb. 6 und 7), Arme und Körpergewicht bewegen sich nach links: das *ch'i* fließt zum Tor der Sterblichkeit zurück. Bei »Nach vorne drücken« sind die Hände auf Brusthöhe und leiten das *ch'i* wieder zum Herzzentrum hinauf (Abb. 8 und 9). »Das Gewicht nach hinten bringen« und die Hände öffnen (Abb. 10), und das *ch'i* kehrt zum Tor der Sterblichkeit zurück. Und wieder wird das *ch'i* mit »Nach vorne stoßen« (Abb. 11) zum Herz gebracht, und mit »Gewicht nach hinten verlagern« zurück zum Tor der Sterblichkeit. Sie können die Bewegungsfolge ab »Weißer Kranich breitet die Flügel aus« ein- oder mehrmals wiederholen, um den Großen himmlischen Kreislauf in Bewegung zu bringen. Nach der letzten Wiederholung von »Nach vorne stoßen« machen Sie eine Körperdrehung zu »Peitsche« (Körper drehen und Fußstoß in der kurzen Form) und beginnen mit »Wolkenhände« eine neue Bewegungsform: »Das Rad des Gesetzes von rechts nach links drehen und zurück.«

Viele Meditierende üben den Großen himmlischen Kreislauf vorwärts und rückwärts. Das nennt man »Das Rad des Gesetzes von rechts nach links drehen und zurück«. Nur wenige kennen jedoch die Methode, »Das Rad des Gesetzes von links nach rechts drehen und zurück«. Sie wird in *Hsin Ming Kuei Ch'i* in Bild und Wort dargestellt (siehe Abbildung) und macht auch Gebrauch von »Wolkenhände«. Die linke Hand beschreibt eine Kreisbewegung, beginnend an der linken Seite des Unterleibs über die Brust und an der linken Seite wieder abwärts, während man einen Schritt zur Linken macht (Abb. 31). Der rechte Fuß wird zum linken nachgezogen, und das Gewicht nach rechts verlagert. Die rechte Hand vollzieht die gleiche Kreisbewegung wie die linke, von unten rechts über die Brust zurück an die Seite (Abb. 32). Die Bewegung der Arme zeichnet die Form eines Rades in der Luft nach; so wird

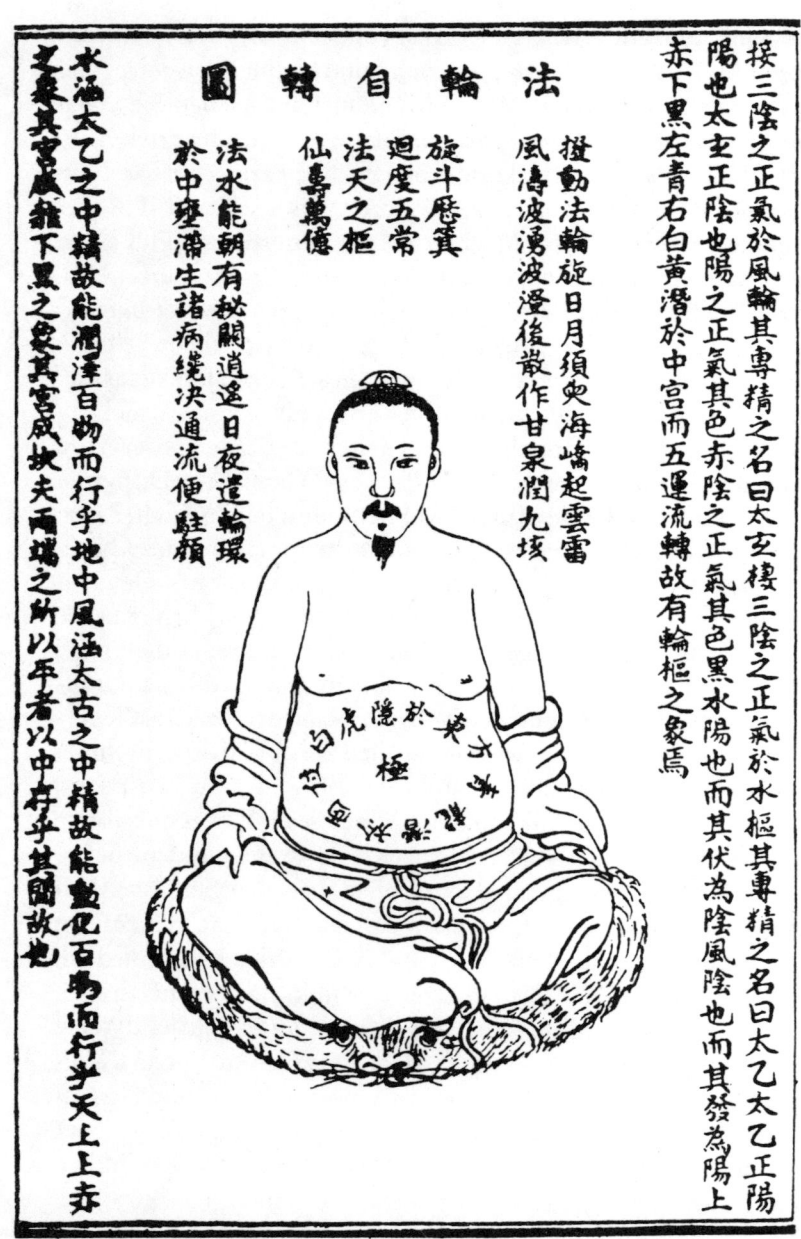

水涵太乙之中精故能潤澤百物而行乎地中風涵太古之中精故能鼓呵百物而行乎天上上矣

乎其雲虛雜下黑之虛其雲成坎夫兩端之所以平者以中存乎其圓故也

法水能朝有秘關道逐日夜道輪環
於中塈潛生諸病繞決通流便駐顏

旋斗歷箕
迴度五常
法天之樞
仙壽萬億

撥動法輪旋日月須夾海嶠起雲雷
風濤波湧波澄後散作甘泉潤九垓

法　輪　自　轉　圓

接三陰之正氣於風輪其專精之名曰太玄樓三陰之正氣於水樞其專精之名曰太乙太乙正陽

陽也太玄正陰也陽之正氣其色赤陰之正氣其色黑水陽也而其伏為陰風陰也而其發為陽上

赤下黑左青右白黃潛於中宮而五運流轉故有輪樞之象焉

Das Rad des Gesetzes von links nach rechts drehen und zurück
Quelle: *Hsin Ming Kuei Ch'i,* Bd 2, S. 12.

120

ch'i veranlaßt wird, sich im Körperinnern in der Form eines Rades zu bewegen, wodurch eben das Rad des Gesetzes von links nach rechts gedreht wird und zurück. Diese Bewegung wird so lange fortgesetzt, wie es Zeit und Raum zulassen. Wenn der Übende links keinen Platz mehr hat, dann kann er die Richtung wechseln und sich nach rechts bewegen. Wenn der Raum sehr klein ist, dann kann die Form auch am Platz ausgeführt werden, wobei mit konzentriertem Bewußtsein nur die Arme von links nach rechts bewegt werden. Die Übung ist sehr wirksam, wenn sie an der frischen Luft ausgeführt wird, man kann sie aber überall machen, selbst im Büro.

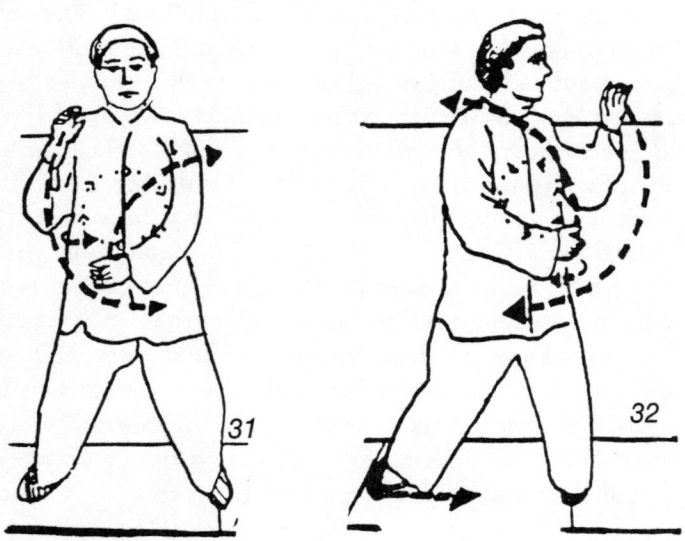

Das Rad des Gesetzes von links nach rechts drehen und zurück

Nun kennen Sie den Großen himmlischen Kreislauf und »Das Rad des Gesetzes von links nach rechts drehen und zurück«. Diese beiden Kreisläufe sind die Grundlage des Mao Yu-Kreislaufes, durch den das *ch'i* im ganzen Körper verteilt wird, so wie sich die Planeten auf ihren Bahnen bewegen (siehe Abb. S. 117 II). In der Meditation ist das die höchste Ebene, die im T'ai Chi Ch'uan der Form »Schöne Dame am Webstuhl« im letzten Teil der ganzen Übung entspricht. Der Name »Schöne Dame am Webstuhl« ist eine Metapher für die wiederholten Bewegungen von links nach rechts ähnlich wie in einem Webstuhl. Durch die Folge von Drehungen wird das *ch'i* in eine Kreisbahn gebracht, die diagonal über den Rumpf führt. Ausgangspunkt ist das Ende der Form »Peitsche«. Mit einer Drehung auf der rechten Ferse wendet man sich nach rechts und bringt die linke Hand nach unten vor den Bauch mit der Handfläche nach oben. Dadurch wird das *ch'i* abwärts gelenkt und konzentriert sich auf der rechten Seite des Unterleibs. Nach einem kleinen Schritt mit dem rechten Fuß und einem Schritt mit dem linken Fuß nach Nordosten verlagert sich das Gewicht nach links, der Körper dreht sich an der Taille, und die linke Hand bewegt sich gleichzeitig nach links oben (Abb. 33). Durch diese Bewegungen wird das *ch'i* über die Vorderseite des Körpers diagonal nach oben zur linken Schulter gelenkt. Nun verlagert sich das Gewicht nach rechts, man dreht sich auf der linken Ferse nach rechts, gefolgt von einem großen Schritt nach rechts (Abb. 34). Während Drehung und Schritt ausgeführt werden, wird die linke Hand unter die Schulter herabgeführt, und die rechte Hand über die Mitte des Körpers nach unten; dadurch wird das *ch'i* diagonal nach unten geführt zur rechten Seite des Unterleibs und dann nach hinten zur rechten Seite des unteren Rückens. Durch die Fortsetzung der Körperdrehung nach rechts und den großen Schritt mit dem rechten Fuß, bewegt sich das *ch'i* auf die linke Seite hinüber. Das Gewicht wird nach rechts verlagert, der Körper dreht sich an der Taille nach rechts, die rechte Hand steigt zur Stirn, und die linke Handfläche stößt diagonal nach rechts vorne; damit steigt das *ch'i* diagonal über den Rücken nach oben zur rechten Schulter (Abb. 35).

Die restlichen Bewegungen von »Schöne Dame am Webstuhl« stellen eine Wiederholung dieses Kreislaufes dar. Nach einem Schritt mit dem linken Fuß in südwestliche Richtung, wird das *ch'i* diagonal über die Vorderseite zur linken Schulter gelenkt (Abb. 36). Bei der Drehung nach rechts fließt es zunächst zur rechten Seite des Unterleibs und von dort nach hinten zum Rükken (Abb. 37), dann auf die linke Seite des Rückens und diagonal aufwärts über den Rücken zur rechten Schulter (Abb. 38). Der diagonale Kreislauf des *ch'i* in dieser Form wird im *Hsin Ming Kuei Ch'i* »Palindromischer Kreislauf« genannt, nach einem altchinesischen, astronomischen Instrument, welches den Kreislauf der Sterne und Planeten auf ihren Himmelsbahnen nachbildet.

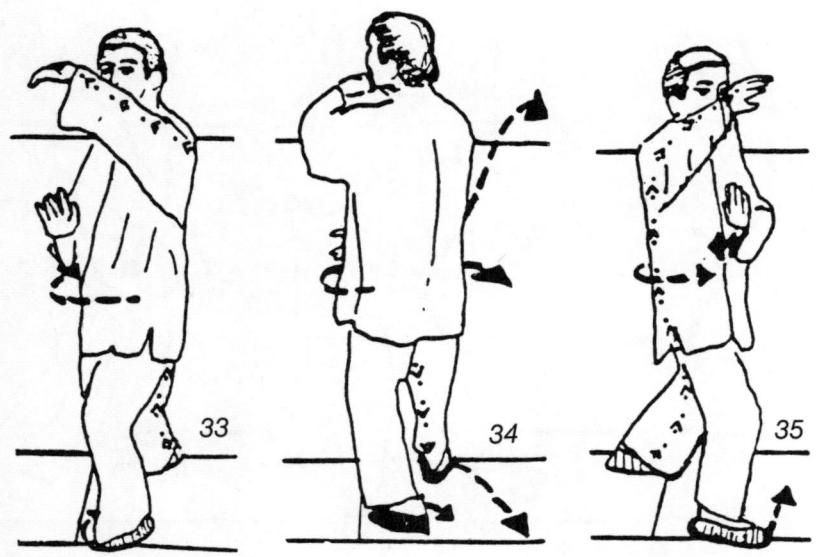

Der Mao Yu-Kreislauf

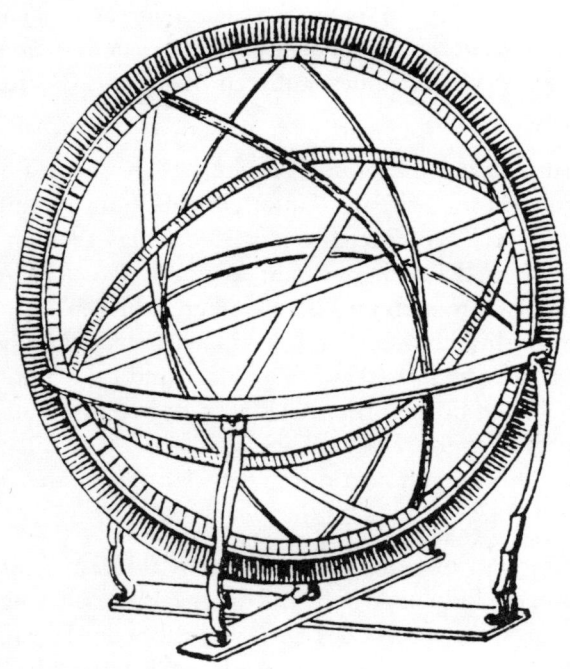

Das Palindrom

Quelle: *Hsin Ming Kuei Ch'i*, Bd 3, S. 11.

123

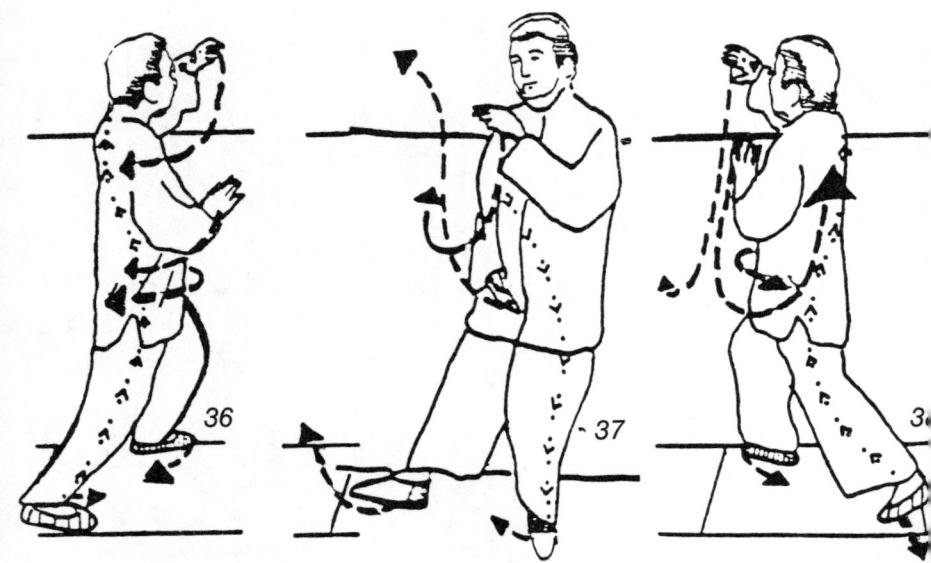

Der Kreislauf des *ch'i* durch den Rumpf, wie er gerade beschrieben wurde, bezeichnet man auch als »Kreisbahn durch den inneren Raum«. Der Mao Yu-Kreislauf kann aber auch bis zu den Fingern und Füßen ausgedehnt werden, und man spricht dann von der »Kreisbahn des äußeren Raumes«. Dieser sieht folgendermaßen aus:

1. Wiederum ausgehend von »Peitsche«, folgt das *ch'i* der linken Hand zur rechten Seite des Unterleibs bei einer Drehung auf der rechten Ferse. Das Einziehen der Zehen des rechten Fußes lenkt das *ch'i* zum Rücken und läßt es durch Gewichtsverlagerung nach rechts zum rechten Fuß absinken. Mit dem Schritt des linken Fußes nach Südwesten und der Gewichtsverlagerung nach links, bewegt sich die linke Hand zur Stirn und die rechte Hand stößt diagonal nach links vorne. Bei diesen Bewegungen steigt das *ch'i* vom rechten Fuß durch das Bein schräg über den Rücken zur rechten Schulter, und von dort durch den Arm bis zu den Fingerspitzen (Abb. 33).

2. Von dieser Position aus drehen Sie sich auf dem linken Fuß und bringen den linken Arm nach unten. Das *ch'i* folgt dem linken Arm zur rechten Seite des Unterleibs. Bei der Drehung auf den Zehen des rechten Fußes, fließt das *ch'i* nach hinten, das Gewicht wird nach links verlagert, und das *ch'i* fließt in den

linken Fuß hinab (Abb. 34). Nun kommt der diagonale Schritt mit dem rechten Fuß, der rechte Arm wird zur Stirn bewegt und das *ch'i* steigt zum unteren Rücken empor. Wenn Sie nun mit der linken Hand diagonal nach rechts vorne stoßen, steigt das *ch'i* schräg über den Rücken zur rechten Schulter empor und fließt durch den Arm zu den Fingern (Abb. 35).

3. Sie ziehen den linken Arm zurück und das *ch'i* fließt zur linken Seite des Unterleibs zurück. Mit dem rechten Fuß machen Sie einen Schritt nach links, und das *ch'i* macht einen Bogen nach hinten. Nun verlagern Sie Ihr ganzes Gewicht auf den rechten Fuß, und das *ch'i* sinkt nach unten. Sie machen den diagonalen Schritt mit dem linken Fuß, heben den linken Arm zur Stirn, und das *ch'i* steigt zum unteren Rücken auf. Beim Stoß nach links vorne mit der rechten Hand, steigt das *ch'i* diagonal über den Rücken zur linken Schulter empor und fließt durch den Arm in die Fingerspitzen (Abb. 36).

4. Das *ch'i* folgt bei der Drehung auf dem linken Fuß dem rechten Arm nach unten zur rechten Seite des Unterleibs und macht bei der Drehung auf der Ferse eine Wendung nach hinten (Abb. 37). Durch die Gewichtsverlagerung nach links sinkt das *ch'i* in den linken Fuß. Beim diagonalen Schritt mit dem rechten Fuß und dem Heben des rechten Armes zur Stirn steigt es durch das linke Bein auf. Beim Stoß nach rechts vorne mit der linken Hand fließt es zu guter Letzt wieder schräg über den Rücken zur rechten Schulter und über den Arm hinunter in die Fingerspitzen.

Es folgt »Fasse den Vogel beim Schwanz«; dadurch wird das *ch'i* wieder im Unterleib konzentriert. Es folgt die Sequenz »Stoßen«, »Zurückziehen«, »Nach vorne drücken« und »Peitsche«, so daß Sie nun wieder »Schöne Dame am Webstuhl« ausführen können, so oft Sie wollen. Nach der letzten Peitsche können Sie fortfahren mit »Schlange kriecht abwärts«, »Schritt nach vorne«, »Sieben Sterne«, »Den Tiger zum Berg reiten« und »Drehung mit Lotusstoß«. Bei der Drehung des Körpers um 360 Grad umfließt das *ch'i* die Taille. Das rechte Bein hat die Funktion der Achse und das linke die des Rades, das sowohl das *ch'i* wie den Körper lenkt (Abb. 39 und 40). Diese Kreisbewegung durch die horizontale Ebene vollendet den ganzen Mao Yu-Kreislauf.

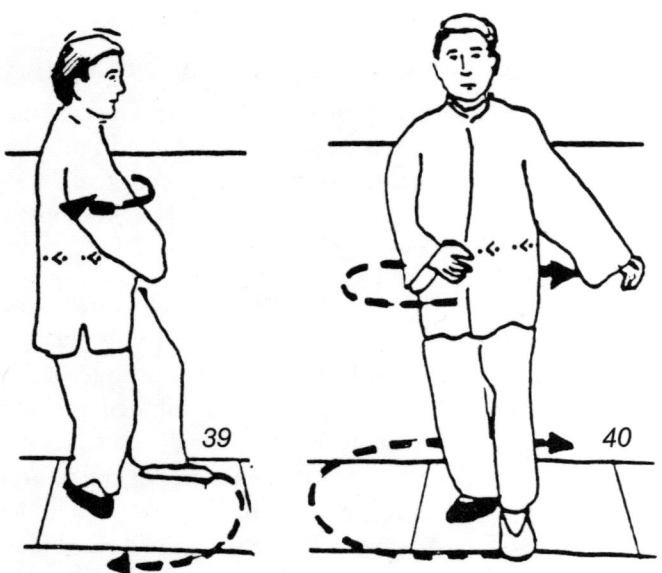

Kreislauf auf horizontaler Ebene

Es muß betont werden, daß die T'ai Chi Ch'uan-Form den Energiefluß in alle Teile des Körpers lenkt, nicht nur über das Lenker- und Dienergefäß und die rechte und linke Seite des Bauches. Eine gute Analogie ist vielleicht der Verkehrsstrom über Land. Ein Großteil bewegt sich über die Autobahnen und Bundesstraßen, aber er fließt auch über die kleinen Landstraßen. Solange man jedoch noch lernt, den Energiefluß durch die Leitbahnen überhaupt wahrzunehmen, ist es sinnvoll, einzelne Teile der ganzen Übung herauszugreifen und oft zu wiederholen. Das ist leicht möglich, auch wenn man nur wenig Platz hat. Zum Beispiel kann der Große himmlische Kreislauf immer wiederholt werden, indem man »Knie streifen und nach vorne stoßen« rechts und links abwechselnd ausführt. Wenn kein Platz mehr da ist, kann man übergehen zu »Schritt zurück und Affen abwehren«. Ist auch hinten kein Platz mehr, dann fangen Sie wieder mit »Knie streifen und nach vorne stoßen« an. Um den Kreislauf von links nach rechts in Bewegung zu setzen, kann man »Wolkenhände« kreisförmig ausführen, indem man sich einfach nach rechts bewegt, wenn links kein Platz mehr ist. Was den Mao Yu-Kreislauf angeht, so ist es offensichtlich, daß »Schöne Dame am Webstuhl« auch auf kleinem Raum unbegrenzt wiederholt werden kann.

Es ist wichtig zu verstehen, daß die Rolle von Bewußtsein und *ch'i* wichtiger ist, als die Bewegungen selbst. In den *Classics of T'ai Chi Ch'uan* heißt es: »Das Bewußtsein lenkt das *ch'i*, und das *ch'i* bewegt den Körper.« In der Tat lenkt das Bewußtsein das *ch'i* zu jedem Teil des Körpers, in die kleinsten Hohlräume und sogar in die Knochen. Bei »Schöne Dame am Webstuhl« kann das *ch'i* zum Beispiel um den Rumpf zirkulieren, oder es wird vom Bewußtsein bis in die Finger und Zehen gelenkt. Obwohl die äußeren Bewegungen die gleichen sind, fließt das *ch'i* weiter und tiefer. Das Bewußtsein lenkt auch den Atem, der sowohl für T'ai Chi Ch'uan wie für die Meditation sehr wichtig ist, denn der äußere Atem ist ein Element, aus dem das *ch'i* (Energie) entsteht. Ich habe die Atmung bei der Beschreibung der Form nicht erwähnt, weil ich den Leser nicht verwirren wollte.

Die Abbildungen der T'ai Chi Ch'uan-Bewegungen zeigen die Beziehung zwischen den äußeren Bewegungen und der Atmung oder dem Fluß des *ch'i* im Innern. Die Pfeile mit der gebrochenen Linie bezeichnen die äußeren Bewegungen. Die Pfeile mit der gepunkteten Linie bezeichnen den Fluß des *ch'i* nach oben, nach unten, nach rechts oder nach links. Das zeigt, daß die Bewegungen und das *ch'i* oder die Atmung in einer engen Beziehung stehen. Das *ch'i* lenkt nicht nur die Bewegungen, sondern die Bewegungen fördern auch den Fluß des *ch'i* im Innern. Der Leser kann diese Erfahrung leicht selbst machen.

KAPITEL ELF

Sitzen, Stehen, Gehen, Schlafen

Das tägliche Leben des Meditierenden unterscheidet sich nicht von dem anderer Menschen – genau wie sie sitzt er, steht er, geht er und schläft er. Der Meditierende nutzt diese Tätigkeiten jedoch für die Ziele der Meditation. Man kann im Sitzen, Gehen, Stehen und Schlafen meditieren. Fortgeschrittene kennen noch das Meditieren in der Hocke.[1]

Meditatives Sitzen

Es gibt zwei Arten des Sitzens. Die eine dient zum Ausruhen. Zu diesem Zweck setzt man sich einfach so hin, wie es einem bequem ist. Wichtiger als die Haltung ist eine heitere Gemütsverfassung und Freiheit von Sorgen. Richten Sie Ihr Bewußtsein und Ihre Atmung auf das untere *tan-t'ien*, und Sie werden spüren, wie Ruhe in Sie einkehrt.

Meditatives Sitzen ist anders. Es wirkt auf das Nervensystem und die Meridiane, von den Füßen bis zur Niere, Leber und Milz. Die Hitze, die dabei entsteht, regt den Blutkreislauf an und kommt dem Magen bei seiner Verdauungsarbeit zugute. Rheuma und Arthritis können mit dieser Methode geheilt bzw. verhindert werden.

Beim meditativen Sitzen ist die Haltung sehr wichtig. Wenn Sie mit dem Essen fertig sind, setzen Sie sich aufrecht auf einen Stuhl, der so hoch ist, daß Ihre Füße bequem auf dem Boden stehen können. Richten Sie Ihr Bewußtsein und Ihre Atmung auf das *tan-t'ien* und berühren Sie mit der Zunge den oberen Gaumen, um Speichel anzusammeln. Wenn der Speichel geschluckt wird, erneuert sich die Vitalität oder die sexuelle Essenz. Legen Sie die

---

[1] Siehe dazu mein *Taoist Health Exercise Book*, S. 21–44 und 63–64.

Hände auf die Knie, so daß Ihre Fingerspitzen in der Vertiefung unterhalb der Kniescheibe ruhen. Üben Sie mit den drei mittleren Fingern jeder Hand einen leichten Druck aus. Drücken Sie mit dem Ringfinger in die äußere Vertiefung (genannt *tu-pi* oder Kalbsnase), mit dem mittleren Finger in die mittlere Vertiefung *(shih-shia)* und mit dem Zeigefinger gegen das innere Gelenk (das *shih-yen* oder Auge des Knies).

Meditatives Sitzen ist leicht auszuführen und Sie können es überall praktizieren, sogar auf Ihrem Bürostuhl oder in Ihrem Schlafzimmer, bevor Sie ins Bett gehen. Sie können den Druck auf die Meridiane an der Kniescheibe so lange ausüben, wie Sie wollen, um den Kreislauf anzuregen und den Unterleibsorganen Energie zuzuführen.

Meditatives Stehen

Viele Leute haben eine schlechte Haltung und wissen gar nicht, wie schädlich das für die Wirbelsäule und die Organe ist. Wann immer Sie stehen, sollten Sie bestimmte Dinge beachten. Halten Sie den Kopf und die Wirbelsäule gerade. Lehnen Sie sich nicht nach vorne, nicht nach hinten und nicht zur Seite. Lassen Sie das Gewicht Ihres Körpers in die Beine sinken, anstatt Spannung in den Schultern festzuhalten. Stehen Sie so aufrecht und fest verwurzelt wie eine Tanne.

Meditatives Stehen kann unter verschiedenen Umständen ausgeführt werden, am besten an der frischen Luft bei Sonne. Das Grün der Bäume und Pflanzen kommt Ihnen zugute. Mit der Zeit werden Sie im meditativen Stehen viele Atemübungen ausführen können.

Die Sonnenstrahlen fördern das meditative Stehen. Die Taoisten glauben, daß Yang, »die Essenz des Himmels« vom Sonnenlicht auf den Körper übergeht. Es empfiehlt sich, meditatives Stehen in den frühen Morgenstunden zu praktizieren, wenn die Luft noch frisch und sauber ist. Besonders viel Kraft hat das Morgenrot, noch vor dem Sonnenaufgang. Stellen Sie sich, wenn möglich, draußen hin und nehmen Sie die Energie der aufgehenden Sonne durch tiefes Atmen in sich auf. Am Mittag wenden Sie sich nach Süden. Atmen Sie tief in den Bauch und »schlucken« Sie Ihren Atem. Am Abend wenden Sie sich wieder der Sonne zu und tun das Gleiche. Selbst beim Sonnenuntergang kann man aus den letzten Spuren von Gelb und Rosa am Abendhimmel noch Sonnenenergie tanken.

In alter Zeit betrachteten die Taoisten das Sonnenlicht als Vermittler einer geistigen Essenz vom Himmel. Heute kann man mit Sonnenenergie heizen und Maschinen betreiben. Die moderne Medizin hat darüber hinaus festgestellt, daß Sonnenenergie zusammen mit ultravioletter Strahlung chemische Veränderungen im Körper bewirkt, durch welche Vitamin D entsteht, Bakterien getötet und die Produktion von Sexualhormonen angeregt wird.

Eine andere Form des meditativen Stehens macht sich die Sauerstoffabgabe der Vegetation zunutze. In der taoistischen Lehre hat man das innere Elexier immer mit einer Pflanze verglichen, die keimt, blüht und Samen erzeugt. Die Taoisten sagten, daß durch tiefes Atmen vor Bäumen und Pflanzen deren Essenz auf den Meditierenden übergehe und seine Energie erneuere. Heute wissen wir, daß die Pflanzen Sauerstoff abgeben, der das Blut und das Gewebe des Körpers reinigt. Die Taoisten haben also zu recht empfohlen, vor Bäumen und Pflanzen zu stehen, tief zu atmen und die Luft zu schlucken. Diese Form des meditativen Stehens ist am wirksamsten im Frühling, wenn die Bäume wieder ausschlagen und blühen.

Ein weiterer Vorteil des meditativen Stehens ist, daß dabei verschiedene Atemmethoden geübt werden können. Eine ist relativ einfach. Stehen Sie aufrecht, die Füße schulterbreit auseinander. Legen Sie die Handflächen auf den Bauch, beugen Sie sich mit dem Rumpf etwas nach vorne, und atmen Sie durch die Nase aus, um abgestandene Luft auszustoßen. Gehen Sie in die Senkrechte zurück, mit den Händen an der Seite, und atmen Sie frische Luft durch die Nase ein, die Sie mit Ihrem Bewußtsein in den Bauch hinunter lenken. Atmen Sie auf diese Weise drei mal aus und ein. Am besten machen Sie diese Übung am Morgen.

Wenn Sie meditatives Stehen in einer ruhigen Umgebung und mit innerer Ruhe üben, dann können Sie auch eine Reihe komplizierterer Methoden versuchen. Während Sie langsam bis fünf zählen, atmen Sie tief in den Bauch ein, halten die Luft dort fünf Schläge und atmen die alte Luft im gleichen Rhythmus wieder langsam aus. Mit der Zeit werden Sie die Luft im Bauch länger halten können, als Sie für das Ein- und Ausatmen brauchen. Das *tan-t'ien* wird sich allmählich erwärmen. Das Anhalten des Atems muß jedoch natürlich sein; wenn Sie es gewaltsam machen, schaden Sie sich.

Fortgeschrittene können beim meditativen Stehen das *ch'i* in verschiedene Körperteile senden, um diese zu reinigen. Erhöhen Sie zunächst die Wärme im Bauch, indem Sie das *ch'i* zum *tant'ien* lenken. Beim Ausatmen lenken Sie das *ch'i* mit Ihrem Bewußtsein in die Beine und beim Einatmen wieder zurück in den Bauch. Das reinigt die Vorderseite des Körpers. Durchdringen Sie auch die Rückseite des Körpers mit dem Atem. Atmen Sie durch die Nase ein und gehen Sie mit Ihrem Bewußtsein vom Hals langsam den Rücken abwärts. Wenn Sie unten angekommen sind, atmen Sie aus und entspannen sich kurz. Beim Einatmen gehen Sie mit dem Bewußtsein wieder hinauf zum Kopf und lassen den Atem durch die Nase ausströmen. Diesen Kreislauf wiederholen Sie drei, fünf oder sieben mal, um den Tu Mo, das Lenkergefäß, zu reinigen und zu durchdringen.

Konzentration des Bewußtseins und des *ch'i* kann auch Klarheit im Kopf herstellen. Atmen Sie durch die Nase ein und lenken Sie Gedanken und Atem hinauf zur Schädeldecke und zurück zur Medulla oblongata. Wenn das *ch'i* den Hinterkopf erreicht hat, atmen Sie aus und lenken es dabei wieder nach oben zur Schädeldecke und durch die Nase hinaus. Wiederholen Sie dies drei, fünf oder sieben mal, um Ihre Konzentrationsfähigkeit zu verbessern, den Geist zu reinigen und zu beruhigen. Diese Art von meditativem Stehen ist eine gute Vorbereitung für die Meditation im Sitzen, wie ich sie bereits beschrieben habe: Die Lebenskraft wird von der Rückseite des Körpers, dem Tu Mo, durch den Kopf nach vorne gebracht, so daß sich der Große himmlische Kreislauf schließt.

Meditatives Gehen

Das gewöhnliche Gehen unterscheidet sich vom meditativen Gehen. Wenn Sie zu Ihrer Arbeit gehen, dann müssen Sie sich vielleicht in schmutziger Luft durch Menschenmassen kämpfen. Sie haben höchstwahrscheinlich ein Ziel, das Sie schnell erreichen wollen. Aber man kann auch anders gehen, selbst bei alltäglichen Verrichtungen. Halten Sie Kopf und Wirbelsäule aufrecht. Verlagern Sie Ihren Schwerpunkt nach unten in die Beine, weg von Schultern und Kopf. Setzen Sie die Füße fest auf den Boden, um im Gleichgewicht zu sein, und halten Sie Ihr Bewußtsein ruhig und wach. Ich gehe seit zwanzig Jahren jeden Tag auf diese Weise, ohne hinzufallen.

Es ist gut, das meditative Gehen in einem Garten zu praktizieren. Die Umgebung ist ruhig, die Luft ist sauberer als auf der Straße und die Pflanzen erhöhen den Sauerstoffgehalt. Konzentrieren Sie sich ohne Anspannung. Schauen Sie nach vorne, und legen Sie die Zunge gegen den oberen Gaumen. Gehen Sie mit aufrechtem Körper, entspannten Schultern und lockeren Ellbogen- und Kniegelenken. Die Arme hängen an der Seite und schwingen natürlich mit dem Schritt, weder zu hoch noch zu niedrig. Wie im T'ai Chi Ch'uan sind die Finger nicht gespreizt, sondern natürlich gebogen. Verlagern Sie mit Ihrem Bewußtsein den größten Teil Ihres Gewichtes in den Unterleib. Der Fuß, der auf dem Boden steht, trägt das Gewicht, der andere ist schwerelos. Tragen Sie Schuhe, die Ihren Zehen und Füßen genügend Bewegungsfreiheit geben. Wenn Sie Ihren Fuß mit der ganzen Sohle aufsetzen, dann stimuliert der Druck des Schrittes die Venen, Arterien, Nervenbahnen und Drüsen, die sich hier befinden.

Auch das meditative Gehen ist eine gute Vorübung zur eigentlichen Meditation im Sitzen. Bei dieser sind Sie allein und vollkommen still. Wie schon gesagt, wird der Anfänger entdecken, daß alle möglichen Gedanken durch sein Bewußtsein ziehen. Beim meditativen Gehen ist man dagegen an der frischen Luft und bewegt den ganzen Körper. Beim Gehen werden Bewußtsein, ch'i und Bewegung koordiniert. Das Blut kreist von den Füßen durch die Beine und den ganzen Körper, und sorgt für körperliche und geistige Gesundheit. Sind Körper und Geist erfrischt, ist es für den Anfänger leichter, sich zur Meditation hinzusetzen und sich mit klarem Kopf zu konzentrieren.

Meditatives Schlafen

Der Schlaf ist besonders erholsam für Menschen, die in der Arbeit starkem Streß ausgesetzt sind und erschöpft nach Hause kommen. Viele verlieren kostbare Lebenskraft durch Schlaflosigkeit, gegen die sie Medikamente nehmen; andere verlieren Energie durch nächtlichen Samenerguß.

In meinem *Taoist Health Excercise Book* beschreibe ich zwei Arten des gesunden Schlafs. Bei der einen Methode wird das Kopfkissen erhöht, um das Atmen zu erleichtern. Legen Sie sich mit dem Gesicht nach oben auf das Bett oder den Boden und bedecken Sie den Bauch mit den Handflächen. Wenn Sie ausatmen, drücken Sie mit den Händen leicht auf den Bauch, um verbrauchte Luft auszustoßen; beim Einatmen hören Sie auf, zu drücken. Die Bewegung ähnelt der eines Blasebalgs, sie wärmt das *tan-t'ien* und unterstützt die Atmung. Dies sollte etwa zehn Minuten lang ausgeführt werden. Die zweite Methode kann beim Schlafen auf der Seite angewendet werden. Das Kissen soll weder zu hoch noch zu niedrig sein. Legen Sie die Hand unter den Kopf, so daß sich Ihre Wange in die Handfläche schmiegt. Ziehen Sie die Knie leicht an, das obere Bein etwas mehr als das untere, und legen Sie die andere Hand entspannt auf den Oberschenkel.

Das meditative Schlafen ist weit anspruchsvoller. Es ist eine Übung, die nur von taoistischen Meistern ausgeübt werden sollte. Ich füge sie hier nur zum Zwecke Ihrer Information ein, empfehle ihre Praxis aber nicht.

Es gibt taoistische Meister, denen es gelungen ist, durch meditatives Schlafen die vitale Energie so in Bewegung zu setzen, daß sie das Ziel der Meditation erreicht haben. Einer von ihnen ist Ch'en T'uan. Ihm wird in vielen chinesischen Büchern Unsterblichkeit zugeschrieben. Es heißt, daß er tage-, ja sogar jahrelang habe schlafen können. Chang San-feng soll vom zwölften bis zum vierzehnten Jahrhundert gelebt haben – während der Sung-Dynastie, der Yuan-Dynastie und der Ming-Dynastie – und zwar soll er dies durch Meditation und meditatives Schlafen erreicht haben. Die Taoisten haben in ihren Schriften und ihrer Lehre keine Einzelheiten über die Methoden mitgeteilt, mit denen diese Meister ihre Meditation vervollkommnet haben. Jahrelang dachte ich, sie würden ihr Geheimnis der Langlebigkeit aus Egoismus nicht preisgeben wollen. Mittlerweile habe ich allerdings verstanden, welche Gefahren damit verbunden sind, und daß sie sich deswegen Zurückhaltung auferlegt haben.

Einer der bedeutendsten Taoisten beschrieb mir die Methode des meditativen Schlafens von Ch'en T'uan so: Wenn der Meister auf der rechten Seite schläft, dann ruht seine rechte Wange in seiner Hand. Den rechten Daumen drückt er leicht in die Vertiefung unter dem Ohrläppchen. Diese Stelle, wo der Unterkiefer mit dem Schädel verbunden ist, heißt in der Akupunktur *yi-fung*. Die Beine sind angezogen, wobei das linke Knie etwas über dem rechten liegt. Der Meister umfaßt die Wade des linken Beines, und drückt dabei den Daumen in die Kniekehle. Der leichte Druck der Daumen auf diese Meridianpunkte regt die Nieren an, harmonisiert die inneren Organe, verbessert den Schlaf und trägt zur Erzeugung des inneren Elixiers bei. Während er in den Schlaf hinübergleitet, richtet er seine innere Schau auf den »göttlichen Embryo«, der im *tan-t'ien* verborgen ist.

Der Beschreibung der Methode meditativen Schlafens von Ch'en T'uan fügte der Sprecher eine ernste Warnung hinzu. Wenn man die Übung nicht korrekt ausführt, oder wenn der Geist nicht hinreichend ruhig ist, dann kann man dabei leicht in Gefahr kommen. Als zum Beispiel Ch'en T'uan in der Meditation die höchste Ebene erreicht hatte, hatte er so viel zusätzliche Energie angesammelt, daß sein Körper lange Schlafperioden ohne Nahrung auskommen konnte. Dieser ausgedehnte Schlaf ist wie Meditation. Es ist unwahrscheinlich, daß der Leser so viel Disziplin und Erfahrung hat, um große Mengen Energie anzusammeln, die er während des Schlafs nutzen kann. Hinzu kommt, daß die Schüler von Ch'en T'uan sich aller seiner Bedürfnisse annahmen, ihn insbesondere vor äußeren Störungen schützten (wie Lärm und wechselndes Wetter) und ihn aufweckten, wenn es nötig war. Sofern Sie nicht jemanden haben, der Ihre Bedürfnisse genau kennt und der in den ausgedehnten Schlafperioden ununterbrochen über Sie wacht, sollten Sie diese Methode nicht anwenden.

Meditatives Hocken

Die hockende Haltung dient sowohl der Gesundheit wie der Meditation. Einfaches Hocken ist, wie ich in meinem *Taoist Health Exercise Book* beschrieben habe, deswegen gesund, weil es die Wirbelsäule streckt, die Atmung harmonisiert und das Gemüt beruhigt. Meditatives Hocken wird seit langer Zeit von buddhistischen Mönchen in Burma geübt. Mit den vor den Augen zusammengelegten Händen sehen sie aus, als würden sie beten. Diese Methode wurde auch von Meister Du gelehrt. Meditatives Hocken kann für den Amateur jedoch sehr gefährlich sein. Man kann dabei verrückt werden, sofern man nicht schon große geistige Disziplin erworben und einen Zustand konzentrierter innerer Ruhe erreicht hat. Ich empfehle Ihnen nicht, diese Übung zu machen, die ich nur interessehalber beschreibe.

Das Buch von Yang Shen mit dem Titel *Lebensbericht eines 250jährigen Mannes* (auf Chinesisch veröffentlicht) enthält die Beschreibung von Meister Li Ch'ing Yuen, wie er mit Hilfe des meditativen Hockens das pränatale Atmen entwickelt hat. Li meditierte zuerst so lange im Sitzen, bis er an den Punkt gelangt war, an dem er seine Umgebung und sogar sich selbst vergaß. In diesem Zustand sammelte sich die Lebenskraft im *tan-t'ien,* so daß es überflüssig wurde, ein und aus zu atmen, er hörte also auf zu atmen. Die vitale Energie war so stark, daß sein Bauch heiß wurde wie siedendes Wasser. An diesem Punkt hockte sich Li wie ein Affe hin, um eine Reihe von Atemübungen auszuführen. Mit eingezogenem Hals und hochgezogenen Schultern atmete er in dieser Stellung von den Fersen aus. Bei den ersten zwölf Atemzügen zog er den Bauch nach innen und spannte die Aftermuskeln an. Mit seinem Bewußtsein lenkte er die brodelnde Energie vom *tan-t'ien* an die untere Spitze der Wirbelsäule *(wei-lu).* Wieder atmete er zwölf mal von den Fersen und lenkte diesmal die Energie vom Bauch zur Mitte der Wirbelsäule, zum *chai-chi* oder *chi-chung.* Eine dritte Serie von zwölf Atemzügen, beginnend an den Fersen, lenkte die Kraft vom Bauch zum Hinterkopf, oder dem *yu-chen.* Der Höhepunkt waren 24 Atemzüge von den Fersen und neun Lidschläge. Dieses Zwinkern brachte die Lebensenergie vom *yu-chen* zum Scheitelpunkt das *ni-wan.* Die machtvolle Energie floß nun über die Mitte der Stirn *(das ming-t'ang)* durch die Nase in den Mund. Die Zunge gegen den Gaumen gedrückt, verwandelte sich die Energie in Speichel, der durch Schlucken in den Bauch zurückkehrte. Dies wurde als ein Stromkreis betrachtet. Es heißt, daß meditatives Hocken, wenn es in dieser Weise über lange Zeit geübt wird, zu Langlebigkeit führt.

KAPITEL ZWÖLF

Sexuelle Energie: Erzeugung, Einbehaltung, Transformation und Zirkulation

Die Taoisten glauben, daß Mann und Frau unentbehrlich für einander sind. Sexualität ist nicht nur für ein gesundes und glückliches Leben wichtig, sondern kann auch dazu dienen, Langlebigkeit zu erreichen.

Der weise Kaiser Huang Ti, der das erste Buch über chinesische Medizin geschrieben hat, das *Nei ching,* war auch der Überzeugung, daß Sex, entsprechend den Prinzipien von Ying und Yang, der Gesundheit zuträglich sei. Er führte viele Experimente durch. Dabei entwickelte er sowohl die philosophischen Ideen wie die verschiedenen Positionen im Geschlechtsverkehr. Seine Erkenntnisse legte er in einem Buch nieder, dem *Su nu Ching,* oder »Das Buch unbefleckter Mädchen«. Es ist in der Form des Dialogs zwischen Huang Ti und seiner Konkubine, Su Nu, verfaßt. Sie diskutieren in allen Einzelheiten die korrekten Formen sexueller Aktivität und deren Nutzen. Das Buch wurde ins Japanische unter dem Titel *Ishinho* übersetzt und ins Englische unter dem Titel *The Tao of Sex.* Es ist detaillierter als die meisten modernen Bücher über Sexualität.

Spätere taoistische Ärzte und Alchemisten vertieften und verdeutlichten diese alten Ideen. Sie vertraten die Überzeugung, daß die sexuelle Energie ein sehr wichtiges Element bei der Erlangung von Langlebigkeit und Unsterblichkeit sei. Sie sagten, daß man Langlebigkeit erreichen könne, wenn man das *ching* zum Kopf hinaufziehe. (Beim Mann ist *ching* das Sperma, bei der Frau das Ei und die Menstruationsflüssigkeit.) Joseph Needham erwähnt diese Technik in Band 2 von *Science and Civilization in China,* aber er bezweifelt ihre Realisierbarkeit. Natürlich ist es für den

137

gewöhnlichen Menschen nicht leicht. Man muß von Experten unterrichtet werden und über lange Zeit üben, genau wie ein Wissenschaftler lange studieren und in seinem Laboratorium Experimente durchführen muß, um sein Ziel zu erreichen.

In vielen taoistischen Büchern wird die Technik der Reinigung des *ching* und seiner Verwandlung in *ch'i* und schließlich in *shen* beschrieben. Die Taoisten waren der Meinung, daß dadurch das Leben verlängert und das Aussehen und die Vitalität der Jugend erhalten werden könnten. Jemand, der nicht zeugungsfähig sei, könne Unsterblichkeit nicht erreichen. Chan San-feng sagte, wenn das *ching* nach unten fließe, werde es ein Baby, wenn es nach oben fließe, erzeuge es Unsterblichkeit.

Konfuzius glaubte, daß der Austausch zwischen Mann und Frau der Anfang von Himmel und Erde sei. Im *Chung-yung,* der *Lehre von der Mitte,* sagt er: »Der Weg des erhabenen Menschen zeigt sich in seinen einfachen Elementen im gewöhnlichen Verkehr zwischen Mann und Frau, aber in seiner höchsten Form scheint er hell durch Himmel und Erde.«[1]

In seiner Schrift *Ta Chuan, Die Große Abhandlung im I Ging,* setzt er den Austausch zwischen Himmel und Erde mit dem Verkehr zwischen Mann und Frau gleich: »Der Meister sprach: Himmel und Erde kommen in Berührung, und alle Dinge gestalten sich und gewinnen Form. Das Männliche und das Weibliche mischt seinen Samen, und alle Wesen gestalten sich und werden geboren.«[2] Im Bild von Hexagramm 11, T'ai, Der Friede, heißt es: »Himmel und Erde vereinigen sich: Das Bild des Friedens.«[3] Dagegen heißt es im Hexagramm 12, P'i, Die Stockung: »Himmel und Erde vereinigen sich nicht: Das Bild der Stockung.«[4] Das Hexagramm P'i bezeichnet deswegen eine Zeit der Stagnation und des Niedergangs.

Die gleiche Idee kann man im Buddhismus finden, besonders in der Richtung, die als Tantra bekannt ist. Auch hier wird betont, wie wichtig die Beziehung zwischen Mann und Frau ist. Man glaubte, daß ein Gott (Shiva) durch die Umarmung seiner

---

[1] James Legge, übers., *Chinese Classics, Bd. 1,* S. 393. Hong Kong University Press, Hong Kong 1960.
[2] *I Ging,* S. 316.
[3] Ibid., S. 63.
[4] Ibid., S. 66.

weiblichen Partnerin (Shakti) göttliche Energie in Bewegung setzte. In einem der wichtigsten tantrischen Texte, dem *Guhyasamaja Tantra* oder *Tathagataguhyaka*, finden sich Ideen, die der taoistischen Atmung und Sexualität entsprechen. In der trantrischen Theorie ist die männliche Qualität Leere *(sunyata)* und die weibliche Qualität Mitleid *(karuna)*. Der sexuelle Akt führt zur Einheit *(advaya)*. Die Vereinigung der Geschlechter gehört deswegen zur Essenz des Tantrismus.[5] Wie der Taoismus gilt die Lehre gleichermaßen für Frauen wie für Männer. Die tantrischen Ideen wurden auch in Bronzestatuen dargestellt, welche die sexuelle Einheit zwischen einem Gott und einer Göttin, seiner weiblichen Ergänzung, zeigen. Solche Abbildungen waren in buddhistischen Tempeln in China sehr verbreitet; einige Exemplare kann man in amerikanischen Museen finden, zum Beispiel im Museum of Natural History in New York City.

Sowohl im Tantrismus wie im Taoismus wird Mann und Frau empfohlen, gemeinsam die »Doppelmeditation« auszuführen. Im Unterschied dazu wird bei der sogenannten »Einzelmeditation« die sexuelle Vereinigung von Mann und Frau nur in der Vorstellung des allein Meditierenden vollzogen, ohne Einfluß von außen.

Manche Meditationsbücher enthalten nur Anweisungen für den Mann. In der späten Sung-Dynastie (1200 n. Chr.) verfaßte Sun Pu Erh, die Frau von Ma Tan Yang, dem größten der sieben Unsterblichen der Nördlichen taoistischen Schule, Gedichte darüber, wie wichtig Mann und Frau für einander seien. Der Prozeß der Meditation ist für Frauen im Grunde der selbe wie für Männer; er unterscheidet sich nur in wenigen Punkten. Wenn Frauen weit fortgeschritten sind, dann werden die Brüste kleiner, und die Menstruationsflüssigkeit wird weiß, wie während der Schwangerschaft. Diese Veränderung zeigt an, daß man auf dem Wege zur Unsterblichkeit ist.

Wie man sexuelle Energie erzeugen kann

Es wurde schon von der taoistischen Auffassung gesprochen, daß die sexuelle Energie in zwei Richtungen genutzt werden kann: Wenn sie in der üblichen Weise abgeführt wird, dann kann es zur

---

[5] Siehe Needham, *Science and Civilization in China*, Bd. 2, S. 426–427.

Empfängnis kommen; wenn sie umgekehrt wird, kann Unsterblichkeit erlangt werden. Es ist deswegen für junge Menschen leichter, das Ziel der Unsterblichkeit zu erlangen, als für alte Menschen. Wenn sie ihre Jungfräulichkeit bewahrt haben, dann werden sie viel schneller zum Ziel kommen. Alte Menschen produzieren keine sexuelle Energie mehr und können deswegen das Ziel der Meditation nur schwer erlangen. Die meisten Menschen wissen, daß Gesundheit und Langlebigkeit das Hauptziel der Meditation sind. Vielleicht meinen sie aber, daß es für sie zu spät sei, weil sie einfach nicht mehr die Kraft dazu haben.[6] Mit der Methode des Kreislaufs des *ch'i* durch die acht Bahnen, wie sie in den Kapiteln über Meditation im Stehen und Meditation im Sitzen beschrieben wurde, können selbst alte Menschen noch sexuelle Energie erzeugen.[7] Die Blockierungen in den Leitbahnen werden beseitigt, so daß die sexuelle Energie ungehindert fließen kann.

Im Folgenden werden noch weitere Methoden zur Erzeugung dieser Energie beschrieben:

1. Setzen Sie sich gerade auf eine Stuhlkante, mit den Füßen fest auf dem Boden und den Händen auf den Knien. Lehnen Sie sich langsam nach vorne und erheben Sie sich langsam, bis Sie aufrecht stehen. Beim Aufstehen atmen Sie ein, beim Vorbeugen atmen Sie aus. Machen Sie das zwölf mal. Dann wiederholen Sie die Übung umgekehrt: Ausatmen beim Aufstehen und Einatmen beim Vorbeugen. Auf diese Weise ziehen Sie die Energie von den Füßen und das Knochenmark aus den Beinen nach oben in den Genitalbereich. Erhöhen Sie die Zahl der Wiederholungen allmächlich auf achtzehn, dann auf vierundzwanzig. Diese Übung sollte täglich morgens und abends bei offenem Fenster ausgeführt werden. Ein Mann sollte dabei mit Hilfe des Bewußtseins die Energie von den Drüsen am Penis zum Damm lenken.

2. Üben Sie T'ai Chi Ch'uan. Die erste Stufe besteht darin, die Form zu lernen und korrekt auszuführen. Auf der zweiten Stufe

---

[6] Siehe Lu K'uan Yu, *Taoist Yoga, S. 20–25.*
[7] Für Menschen über achtzig gibt es eine besondere Meditationsmethode. Chang San-feng machte von einer Masturbationstechnik Gebrauch. (Siehe Taoist Yoga).

lenkt man bei der Ausführung der Bewegungen das *ch'i* mit dem Bewußtsein durch den Körper. In den *Classics of T'ai Chi Ch'uan* heißt es im Kapitel »Kommentar zum Gebrauch des Bewußtseins und des Körpers zur Übung von dreizehn T'ai Chi Ch'uan-Bewegungen«:

Das Bewußtsein [der Wille] lenkt das *ch'i*, den Atem, und läßt ihn nach unten sinken [in den Bauch]; dabei durchdringt er selbst die Knochen.

. . . Das Bewußtsein steht an erster Stelle, der Körper an zweiter. Der Bauch ist entspannt, und das *ch'i* dringt in die Knochen ein. Der Geist bleibt ruhig und der Körper locker.

. . . Die Bewegung nach vorne und zurück lenkt das *ch'i* zum Rücken und konzentriert es im Rückenmark.

Wenn man auf diese Weise T'ai Chi Ch'uan übt, dann ist das sehr wirkungsvoll. Ich tue es jeden Tag. Sie werden spüren, wie Ihr ganzer Körper warm wird, besonders im Genitalbereich. Diese Wärme ist ein Hinweis darauf, daß sexuelle Energie erzeugt wird.

Sowohl im T'ai Chi Ch'uan wie bei der Übung, die unter Punkt 2 beschrieben wurde, geht es darum, daß Vitalität angesammelt wird, um sich in Knochenmark zu verwandeln. Die meisten Menschen wissen nicht, daß das Knochenmark mit der sexuellen Energie in Beziehung steht. Jemand der stark ist und sexuelle Energie hat, der hat auch starke Beine. Wer alt und schwächlich ist und keine sexuelle Energie hat, der hat auch schwache Beine. Das ist der Grund, warum alte Menschen so leicht hinfallen und sich die Beine brechen.

3. Sexuelle Energie hat eine enge Beziehung zum Gehirn. Wenn ein Mensch sexuelle Energie hat, dann ist er auch intelligent. Ist jemand alt, krank und schwach, dann hat er meist ein schlechtes Gedächtnis. Die westliche Wissenschaft hat diese alte Erkenntnis bestätigt. Die Beziehung zwischen dem Gehirn und der sexuellen Energie ist so beschrieben worden:

Die [essentielle] Natur ist spirituelle Vitalität im Herzen, welche sich durch die zwei Bahnen manifestiert, die vom Zentrum des Gehirns ausgehen. Wenn man das Sehen auf den Punkt zwischen den Augen konzentriert, dann wird das Licht der (essentiellen) Natur hervortreten und sich nach langem Üben mit dem [ewigen] Leben vereinigen, um ein Ganzes zu werden.[8]

Ich habe dieses Prinzip in meiner eigenen Meditation beobachtet, die ich täglich vierzig bis fünfzig Minuten lang übe. Nach ein oder zwei Monaten wurde meine sexuelle Energie sehr stark, mein Geist klar und mein Gedächtnis sehr gut. Ich konnte lange ohne Ermüdung arbeiten. Es war jedoch sehr schwer, diese Energie zu bewahren. Ich fühlte Verlangen nach einer Frau und verlor meine sexuelle Energie oft durch nächtliche Ejakulationen. Ich war entschlossen, das zu verhindern, und doch kam es immer wieder dazu, wenn die sexuelle Energie als Ergebnis der Meditation auf ihrem Höhepunkt angekommen war. Ich entschied mich deswegen, die alte Methode der Doppelmeditation zu praktizieren, in der ein Mann und eine Frau gemeinsam meditieren. Ich begann also mit einer weiblichen Partnerin zu meditieren, aber nach kurzer Zeit wollte sie nicht mehr weitermachen. Es kam wieder zum ungewollten Samenerguß. Ein fester Partner ist vorzuziehen.

4. Jeder kann seine sexuelle Energie anregen, wenn er sich erotische Bilder ansieht, oder mit dem anderen Geschlecht Kontakt hat, wie zum Beispiel beim Tanzen. Wenn das Verlangen geweckt ist, dann gibt es verschiedene Techniken, wie man die sexuelle Energie bewahren kann.

Sie können sich auf den Damm konzentrieren (zwischen Anus und Genitalien) und den Anus nach innen ziehen. Wenn Sie mit dieser Technik Erfolg haben, dann können Sie die sexuelle Energie mit Hilfe des Bewußtseins in Vitalität verwandeln und diese die Wirbelsäule hinauf zum Kopf ziehen. Lui Tung Pin, der in der T'ang-Dynastie lebte, war einer der taoistischen Unsterblichen, welche diese Technik praktizierten. Er trank gern und oft mit Frauen. Es wird erzählt, daß er einmal ein schönes junges Mädchen, namens Weiße Pfingstrose, verführte. Ein anderer taoistischer Unsterblicher der Sung-Dynastie, Liu Hai Ch'an, der oft ins Bordell ging, wurde der Patriarch der Südlichen taoistischen Schule. Er enthielt sich des Geschlechtsverkehrs. Wenn er sexuell erregt war, dann zog er die Energie nach oben. Es gibt zwei

---

[8] *Taoist Yoga, S. 2.*

Arten des Geschlechtsverkehrs – den körperlichen und den geistigen.

Durch tiefes Atmen und Konzentration kann jeder lernen, die sexuelle Energie zurückzuhalten. Mit Hilfe der folgenden Übungen, kann die Energie im Körper verteilt werden.

Konzentrieren Sie sich auf den Genitalbereich während Sie folgende T'ai Chi Ch'uan-Bewegungen ausführen: »Weißer Kranich breitet die Flügel aus«, »Wolkenhände« und »Schritt zurück und Affen abwehren«.

Halten Sie die Arme so, als hätten Sie einen großen Ball zwischen den Händen und öffnen und schließen Sie sie langsam wie einen Blasebalg. Beim Öffnen atmen Sie ein, beim Schließen aus, dabei konzentrieren Sie sich auf den Genitalbereich. Diese Übung erscheint einfach, ist aber sehr wirksam. Sie ist eine Grundbewegung des T'ai Chi Ch'uan, abgeleitet von einem alten Prinzip, das im *I Ging* so beschrieben wird: »Darum nannten sie das Schließen der Pforten das Empfangende, und das Öffnen der Pforte nannten sie das Schöpferische.«[9] Diese Übungen sind nicht nur sehr geeignet, um die Ejakulation zu verhindern, sondern auch zur Erzeugung von sexueller Energie.

Wie die sexuelle Energie einbehalten werden kann

Zwar ist es schwer, sexuelle Energie zu erzeugen, noch schwerer ist es aber, sie einzubehalten. Selbst taoistische Meister haben ihre sexuelle Energie verloren, was sie als *lu-tan,* oder »Verlust des Elixiers« bezeichneten. Viele Taoisten sitzen Tag und Nacht in Meditation, um nur ja nicht im Schlaf überrascht zu werden. Manche benutzen ein bestimmtes Instrument, um die Ejakulation zu verhindern.

Ein Mann kann seine sexuelle Energie aus verschiedenen Gründen verlieren. Ein Beispiel ist zufälliger Körperkontakt mit Frauen, wie in der Geschichte von einem buddhistischen Mönch, der von einer schönen jungen Frau besucht wurde. Sie kniete vor ihm und als sie beim Aufstehen sein Bein berührte, hatte er einen Samenerguß. Aus eigener Erfahrung weiß ich, daß es im Schlaf

---

[9] I Ging, S. 214.

geschehen kann. Wenn die Außentemperatur niedrig ist und man warm zugedeckt ist, die Temperatur aber in der Nacht ansteigt, dann kann es zum Erguß kommen. Im Winter ist es umgekehrt – ein Absinken der Temperatur in der Nacht hat dieselbe Wirkung. Wenn die Temperatur niedrig ist, und Sie mit angezogenen Beinen schlafen, dann kann der Druck auf die Genitalien auch eine Ejakulation auslösen. Schließlich habe ich festgestellt, daß es zur Ejakulation kommen kann, wenn man übermüdet ist und sehr tief schläft. Es gibt verschiedene Methoden, um dem vorzubeugen:

1. Erregen Sie sich nicht übermäßig, wenn sie mit dem anderen Geschlecht zusammen sind. Halten Sie Ihr Gemüt ruhig. Vermeiden Sie es, vor dem Einschlafen Liebesgeschichten zu lesen, Pornographie anzuschauen oder über Sex zu sprechen. Denken Sie nicht an verflossene oder gegenwärtige Liebesaffären, bevor Sie einschlafen. Lesen Sie statt dessen taoistische Bücher.

2. Wenn Sie erwarten können, daß sich die Temperatur in der Nacht ändert, dann decken Sie sich entsprechend zu. Essen Sie vor dem Zubettgehen nicht zuviel. Ihr Magen sollte ziemlich leer sein.

3. Versuchen Sie Ihre Arbeit so einzuteilen, daß sie nicht zu schwer ist, besonders nicht am Nachmittag. Erschöpfen Sie sich nicht körperlich. Machen Sie am Abend einen kleinen Spaziergang oder sanfte Übungen. Meditieren Sie regelmäßig vor dem Schlafengehen. Wenn Sie schon gelernt haben, die sexuelle Energie in *ch'i* zu verwandeln, dann üben Sie mehrmals den Kreislauf des *ch'i* durch den Körper. In der taoistischen Terminologie nennt man dies »Das Drehen des Wasserrades«. Wenn Sie Anfänger sind, dann üben Sie Tiefatmung und die Übungen zur Verteilung der sexuellen Energie, wie sie auf Seite 139 beschrieben sind.

Die Transformation sexueller Energie

Der ganze Meditationsprozeß ist nichts anderes als Transformation, ein alchemistischer Vorgang. Beim ersten Schritt werden die Elemente der inneren Organe vermischt, um Sperma und Eizellen zu produzieren. So wie sich die Gerippe der Tiere nach tausenden von Jahren in Rohöl verwandeln, das dann gereinigt wird und als Treibstoff dient, so verwandelt sich Nahrung in Energie.

Tschuang tse vergleicht die nächste Stufe der Transformation der sexuellen Energie mit der Verwandlung eines Fisches des Nordmeeres in einen Vogel.[10] Das Nordmeer symbolisiert den Bauch, den Bereich des Wassers.

Auch Konfuzius beschreibt in seiner *Lehre von der goldenen Mitte* diesen Prozeß der Verwandlung. Er spricht über die Aufrichtigkeit und Konzentration, die notwendig sind, um Transformation zu erreichen und sagt in diesem Zusammenhang: ». . . Diese Aufrichtigkeit tritt in Erscheinung. Durch ihr In-Erscheinungtreten wird sie offenbar. Durch ihr Offenbar-sein wird sie strahlend. Strahlend wirkt sie auf andere. Auf andere wirkend, werden diese verändert. Durch sie verändert, verwandeln sie sich.«[11]

Konzentration und Aufrichtigkeit sind für die Meditation unerläßlich. Um Erleuchtung und Transformation zu erlangen, muß das Bewußtsein die Energie vom Damm zum *tan-t'ien* im Unterleib lenken. Dieser Teil des Körpers, auch Schmelztiegel genannt, wird in der Meditation warm, als wäre er an elektrischen Strom angeschlossen. Wärme allein genügt jedoch nicht, um Transformation herbeizuführen. Wind, oder Atem ist notwendig, um die Hitze zu erhöhen und zu intensivieren. Es dauert lange, bis man diese Stufe der Verwandlung von sexueller Energie in *ch'i* erreicht hat.

Meditation muß kontinuierlich geübt werden, entsprechend den individuellen Möglichkeiten. Konfuzius sagt über diesen Aspekt des Prozesses: ». . . zur völligen Aufrichtigkeit gehört Nicht-nachlassen . . . Ohne nachzulassen, dauert es lange. Lange dauernd macht es sich sichtbar. Sich sichtbar machend, reicht es weit. Weit reichend wird es groß und fest, es wird hoch und strahlend.«[12] Mit Aufrichtigkeit und ununterbrochener Übung kann sexuelle Energie also in *ch'i* verwandelt werden. Wenn das gelungen ist, dann muß das *ch'i* verwandelt werden und über die Wirbelsäule durch den ganzen Körper zirkulieren, so wie Benzin in den Motor gelangen muß, um das Auto zu bewegen.

---

[10] James Legge, Übers., *Texte of Taoism, Part I: The Writings of Chuang Tzu,* S. 164.
[11] Ibid., S. 417.
[12] Ibid., S. 419.

In seinem Kommentar zur taoistischen Praxis, die sexuelle Energie zum Gehirn hinaufzuziehen, schrieb Joseph Needham, es wäre unmöglich, Sperma zum Gehirn hinaufzubringen und dort zurückzubehalten. Tatsächlich sind es nicht Sperma oder Eizellen, die zum Gehirn gelenkt werden, sondern das *ch'i*, in welches sie durch Meditation transformiert werden.

Kreislauf der sexuellen Energie

T'ai Chi Ch'uan und Meditation sind beides systematische Verfahren zur Erzeugung, Verwandlung und Zirkulation der sexuellen Energie. Da dies ein fortlaufender Veränderungsprozeß ist, bedarf es regelmäßiger und kontinuierlicher Übung. Wenn die sexuelle Energie nicht in *ch'i* verwandelt wird, dann kann sie nicht zurückgehalten werden. So wie ein Glas Wasser überläuft, wenn es zu voll ist, so wird die sexuelle Energie zu einer Flüssigkeit (Samen oder Menstruationssekret), die nach außen dringt. Wird sie jedoch in *ch'i* verwandelt, dann verwandelt sie sich in innere Kraft. Der Prozeß kann mit kochendem Wasser verglichen werden, das in Dampf übergeht. Wenn der Dampf nicht in Röhren geleitet wird, verfliegt er; kocht das Wasser in einem geschlossenen Topf, dann wird der Dampf den Deckel hochheben. So wie der Dampf wieder zu Flüssigkeit wird, wenn das Wasser zu kochen aufhört, so wird das *ch'i* wieder Sperma, wenn man das Üben unterbricht. Um das höchste Ziel der Meditation zu erreichen, muß das *ch'i* in *shen* transformiert werden.

Die Techniken des T'ai Chi Ch'uan wie der Meditation verlangen, daß Bewußtsein und Atem auf spezifische Weise koordiniert werden. In der Meditation lenkt das Bewußtsein den Atem über Energiebahnen zu bestimmten Zentren im Körper, die durch diese Bahnen miteinander verbunden sind. Der Kreislauf oder Transformationsprozeß durchläuft verschiedene Stufen. Auf der ersten Stufe lenkt das Bewußtsein das *ch'i* oder den Atem vom Bereich der Lungen und des Herzens in den Bereich der Genitalien und Nieren und wieder zurück. Das nennt man den Kleinen himmlischen Kreislauf. Auf der zweiten Stufe, dem Großen himmlischen Kreislauf, wird das *ch'i* von den Genitalien zum

Anfang der Wirbelsäule gelenkt und durch die Wirbelsäule hinauf bis zum Scheitel, wo es in *shen* verwandelt wird. *Shen* wird dann in *shu* transformiert, in Leere. *Shu* wird vom Scheitel in die Kehle gelenkt, wo es sich in Speichel verwandelt, der schließlich über die Brust in den Unterleib zurückkehrt.

Der Weg des Großen himmlischen Kreislaufs kann mit dem Kreislauf der vier Jahreszeiten verglichen werden. Der Weg vom Bauch zur Wirbelsäule entspricht dem Frühling, vom Steißbein zum Scheitel dem Sommer, vom Scheitel zur Brust dem Herbst und von der Brust zum Bauch dem Winter. In taoistischen Schriften wird der Große himmlische Kreislauf mit dem Jahreslauf und der Kleine Kreislauf mit dem Tageslauf verglichen. Das Herz ist die Sonne und die Leber der Mond.

Der oben beschriebene Prozeß wird durch Meditation in Gang gesetzt, aber auch durch die T'ai Chi Ch'uan-Bewegungen angeregt. In der klassischen Schrift zum T'ai Chi Ch'uan mit dem Titel *»Gesang der dreizehn Bewegungen«* heißt es: »Wenn die untere Wirbelsäule aufrecht ist, dann wird die *ch'i*-Kraft den Scheitel erreichen (Tu Mo – Lenkergefäß).« In der T'ai Chi-Abhandlung heißt es: »Wenn der Hals gerade ist, gebrauche dein Bewußtsein, um das *ch'i* zum Kopf hinauf zu lenken und es dann in den Bauch hinabsinken zu lassen (über den Jen Mo, das Dienergefäß, zum *tan-t'ien*).« Das zeigt, daß im T'ai Chi Ch'uan der vollständige Kreislauf der selbe ist wie in der Meditation, nämlich Der Große himmlische Kreislauf, der durch den Tu Mo und den Jen Mo gebildet wird.

Es sind viele Bücher über Sex und Meditation geschrieben worden. In den Vereinigten Staaten ist das Buch *The Tao of Love and Sex* (Deutsch: *Das Tao der Liebe*)[13] recht bekannt, das mit einem interessanten Vor- und Nachwort von Joseph Needham versehen ist. Der Autor des Buches spricht über tiefe Zwerchfellatmung, mit deren Hilfe er die sexuelle Lust verlängert. Die Erzeugung, Einbehaltung und Transformation des Sperma in *ch'i* wird jedoch nicht diskutiert. Ohne diesen Prozeß kann das Ziel der Meditation nicht erreicht werden.

---

[13] Joan Chang, *The Tao of Love and Sex*, S. 102. Dutton, New York 1977. Deutsch: *Das Tao der Liebe*. Hamburg 1983.

Die Technik der Doppelmeditation, in der Sex zur Meditation genutzt wird, muß über lange Zeit beständig geübt werden, am besten von Eheleuten, um ihre Wirkung zu entfalten.

Einzelheiten dieser Technik werden in Kapitel 11 beschrieben, wo es heißt: »Im alten Tao der Meister der Liebe wurden Liebe, Nahrung und Körperübung als die drei Säulen betrachtet, die das Leben eines Menschen tragen.« Über die Übung des T'ai Chi Ch'uan haben wir gesprochen; das Tao der Liebe ist die Doppelmeditation.

Im Kapitel 10 des *Tao te king*, auf das wir im ersten Kapitel dieses Buches eingegangen sind, gibt es wichtige Hinweise, sowohl für die Technik der Meditation wie des T'ai Chi Ch'uan. Hunderte von chinesischen und westlichen Übersetzern haben sich an dem Text versucht, ohne ihn klar zu machen. James Legge, einer dieser Übersetzer, berichtet, daß nicht einmal Ku Shu, der dritte Weise in der Schule des Konfuzius, fähig gewesen sei, »ihn den Mitgliedern befriedigend zu erklären«.

Viele Gelehrte haben nur den geistigen Aspekt betont, insbesondere die Konfuzianer, deren Wissen über Meditation und chinesische Medizin unvollständig war. Ich habe jedes einzelne Schriftzeichen mit Hilfe eines umfassenden chinesischen Wörterbuchs und medizinischer Bücher überprüft und meine, daß dieses Kapitel des *Tao te king* folgendermaßen übersetzt werden sollte:

> Kannst du den Geist durch den Energiekreislauf *(ch'i)* hervorbringen,
> und ihn mit dem Körper vereinen, so daß beide eins sind und nicht getrennt?

Das Ziel der taoistischen Meditation besteht darin, Körper und Geist gemeinsam zu entwickeln. Tschuang tse zitiert Kuang Cheng tse, der zu Haung Ti, dem Gelben Kaiser, gesagt haben soll: »Euer Geist wird den Körper erhalten, und der Körper wird lange leben.«[14]

> Kannst du deine Lebenskraft so konzentrieren, daß du weich wirst wie ein Säugling?

---

[14] *Texts of Taoism, Part I*, S. 299.

»Weich« bezieht sich auf T'ai Chi Ch'uan, und »Säugling«
meint den spirituellen Embryo. Das Schriftzeichen für T'ai Chi
Ch'uan ist »weich« und »leicht«. Der Körper von jungen Menschen ist weich, der von alten ist steif. Ein Zweck des T'ai Chi
Ch'uan ist die Verjüngung.

Kannst du dein Bewußtsein reinigen, daß es von Flecken frei bleibt?

Diese Zeile bezieht sich auf die taoistische Meditation, in welcher der Körper still gehalten wird und der Geist ruhig, um den
spirituellen Embryo zu nähren.

Kannst du das Volk lieben und den Staat ohne Schläue regieren?

In dieser Zeile ist der Staat ein Bild für den Körper und das
Volk ein Bild für die inneren Organe. Siehe auch den letzten
Absatz von Abschnitt 57 des *Tao te king.*

Die Pforte des Himmels öffnet und schließt sich. Kannst du wie das
Weibliche sein?

Die himmlische Pforte ist am Scheitelpunkt, aus dem das spirituelle Kind hervortritt.[15]

Kannst du erleuchtet werden und alles durchdringen ohne Wissen?

Dieses System kann mit unserem modernen Industriesystem
verglichen werden. Erst müssen wir landwirtschaftliche Produkte
erzeugen – vergleichbar mit *ching.* Der nächste Schritt ist die
Herstellung von Gütern – das entspricht *ch'i,* der Lebenskraft.
Dann kommt der Verteilungsprozeß, welcher dem Kreislauf des
ch'i und seiner Verwandlung in *shen* gleicht. Der letzte Schritt ist
der Verkauf des Produktes gegen Geld. Das entspricht der Mani-
festation von *shu,* Leere. Das Geld fließt zurück, um Produktion
und Kapital zu erhöhen.

---

[15] Siehe *Taoist Yoga*, S. 14.

KAPITEL DREIZEHN

Krankheitsvorbeugung und -heilung

Die chinesische Medizin hat seit ihren Anfängen vor viertausend Jahren die geistigen und körperlichen Aspekte von Krankheit gemeinsam behandelt. Der geistige Zustand des Patienten wurde sogar für wichtiger gehalten als seine körperlichen Symptome. In letzter Zeit hat sich in der westlichen Medizin ein neues Forschungsgebiet aufgetan, die Psychoneuroimmunologie. Diese untersucht die Wirkung von Gefühlen auf Krankheit. Die *New York Times* berichtete: »Die neuen Untersuchungen weisen stark darauf hin . . . daß buchstäblich jede Krankheit, die den Körper befallen kann, vom gewöhnlichen Schnupfen bis zu Krebs und Herzleiden, durch den psychischen Zustand des Menschen beeinflußt werden kann, sei es positiv oder negativ.«[1] Heute erkennt die westliche Medizin mehr und mehr, welche Rolle der Geist bei der Vorbeugung und Heilung von Krankheit spielt.

Meditation und T'ai Chi Ch'uan sind Techniken, um einen ruhigen und friedvollen Gemütszustand herzustellen, durch den Krankheit verhindert oder geheilt werden kann. T'ai Chi Ch'uan integriert Körper und Geist, Atmung und Bewegung, Hände und Füße. Der Körper wird ein Ganzes und bewegt sich als Einheit. Das Bewußtsein wird eingesetzt, um das *ch'i* zu lenken und die Glieder zu bewegen. Die Bewegungen verteilen das Blut im ganzen Körper, wodurch die Organe in ihrer Funktion unterstützt werden.

Lunge

Die Bewegungen des Öffnens und Schließens im T'ai Chi Ch'uan werden mit der Atmung koordiniert. Sie gleichen denen des Blasebalgs. Die Lungen stehen nie still. Selbst im Schlaf setzen sie

---

[1] *New York Times*, 24. 5. 1983, S. C1, C8.

ihre Arbeit fort. Die Tiefatmung, die durch T'ai Chi Ch'uan angeregt wird, zieht den Atem hinunter zum *tan-t'ien;* dadurch ist auf den Lungen weniger Druck, und sie können sich erholen. Ein berühmter T'ai Chi Ch'uan-Lehrer hatte als Kind Tuberkulose und hustete Blut. Er erlernte T'ai Chi Ch'uan und wurde dadurch nicht nur geheilt, sondern ein Meister dieser Disziplin.

Herz

Herzkrankheiten sind in den Vereinigten Staaten sehr weit verbreitet. Sie sind die zweit häufigste Todesursache. Die Tiefatmung, die durch das T'ai Chi Ch'uan hervorgerufen wird, beugt dieser Krankheit vor und heilt sie. Durch die bewußte Bewegung der Glieder und die Regulierung des Atems, wird *ch'i* erzeugt. Das *ch'i* wirkt anregend auf den Blutkreislauf, so daß das Herz entlastet wird. Y. T. Liu, ein Freund von mir, wurde mit über sechzig Jahren herzkrank. Weder westliche noch chinesische Ärzte konnten ihm helfen. Er machte ein Jahr lang T'ai Chi Ch'uan, und sein Herzleiden war völlig verschwunden. Er kam nach Amerika und begann, T'ai Chi Ch'uan zu unterrichten. Jetzt ist er 94 und unterrichtet immer noch. T'ai Chi Ch'uan beugt Herzkrankheiten nicht nur vor, es kann diese auch heilen, und die Rehabilitation des Herzpatienten beschleunigen.

Leber

Die Leber ist genau so wichtig wie das Herz und die Lungen. Sie produziert Galle, verwandelt Zucker in Glykogen und hat eine bedeutende Funktion im Immunsystem. Wenn die Leber nicht mehr richtig funktioniert, dann entstehen ernste Krankheiten. Einer meiner Studenten, der leberkrank war, wurde siebenmal untersucht. Jedesmal wurde ein Stückchen Gewebe aus seiner Leber entnommen. Schließlich sagte ihm sein Arzt, daß er in einem hoffnungslosen Zustand sei. Der Patient kam dann zu mir, um T'ai Chi Ch'uan zu lernen. Am Anfang war sein Gesicht sehr rot und er konnte kaum vom Stuhl aufstehen. Allmählich verbesserte sich sein Zustand, und nach sechs Monaten konnte er sich frei bewegen. Nach einem Jahr war er geheilt.

Nieren

Die alten Taoisten nannten die Nieren die Quelle des Lebens. Wenn die Nieren schwach sind, ist der Körper schwach. Funktionieren die Nieren nicht richtig, dann fühlt man sich müde und ist sexuell impotent. In der taoistischen Terminologie gleichen die Nieren dem Mond und dem Wasser und das Herz der Sonne und dem Feuer. Wenn sich Wasser und Feuer vereinigen, wird große Kraft erzeugt. In der Tiefatmung des T'ai Chi Ch'uan und der Meditation konzentriert man sich auf den Bauch, den Bereich der Nieren. Dadurch entsteht Wärme, und Wasser und Feuer vereinigen sich. Ein anderer meiner Studenten mit einem Nierenleiden, war äußerst schwach. Seine Frau hatte sich von ihm scheiden lassen, weil er impotent war. Nachdem er ein Jahr lang T'ai Chi Ch'uan und Meditation geübt hatte, gewann er seine Kraft zurück, ist jetzt glücklich verheiratet und hat zwei Kinder.

Durch die sanften inneren und äußeren Bewegungen beugt T'ai Chi Ch'uan Krankheiten vor, stärkt die Organe und beruhigt das Gemüt. Bei bestimmten Krankheiten ist es ganz besonders wirksam. Ärzte raten neuerdings Arthritispatienten, sich langsam und weich zu bewegen. Wenn sie sich zu schnell bewegen, dann verschlechtern sie ihren Zustand. Wenn sie sich gar nicht bewegen, dann wird die Arthritis immer schlimmer, bis sie ihre Gelenke und Bänder überhaupt nicht mehr bewegen können. T'ai Chi Ch'uan scheint eine ideale Übung für solche Patienten zu sein.

Die Bewegungen des T'ai Chi Ch'uan sollen im Gleichgewicht und zentriert sein. In den klassischen Schriften heißt es, daß das *ch'i* zum Scheitelpunkt aufsteigt, wenn die Wirbelsäule die korrekte Haltung hat. In der Meditation verwandelt sich das *ch'i* in Geist *shen*, wenn es den Scheitel erreicht. So wird der Körper im Gleichgewicht gehalten, und Rückenschmerzen und Verletzungen der Glieder können vermieden werden.

Dennoch verletzen sich viele Menschen die Beine. Junge Leute deswegen, weil sie ihr Gleichgewicht verlieren, oder übermäßig verspannt sind. Bei älteren Menschen wird das Knochenmark trocken, die Bänder verkürzen sich, und die Gelenke werden steif. Das führt zu vielen Bein- und Hüftverletzungen. Die meisten Menschen, besonders ältere, haben meistens kalte Beine. Das heißt, daß der Blutkreislauf die Füße nicht erreicht. T'ai Chi Ch'uan und Meditation lenken den Blutkreislauf in die Füße, wodurch sie nicht nur warm werden, sondern auch das Knochenmark in den Beinen zunimmt. Jemand, der T'ai Chi Ch'uan und Meditation praktiziert, sollte immer warme Beine haben. T'ai Chi Ch'uan entspannt den Körper und hält ihn im Gleichgewicht, so daß man nicht hinfällt. Wenn Menschen mittleren oder höheren Alters hinfallen, dann kann das nicht nur zu Knochenbrüchen führen, sondern zu hohem Blutdruck, Schlag- und Herzanfall. Die Knochen älterer Menschen werden trocken und brüchig, ihre Blutgefäße verengen sich und ihr Körper wird schwer und unbeweglich. Die Bewegungen des T'ai Chi Ch'uan erhöhen den Blutkreislauf und verhindern Stagnation. Die Ruhe der Meditation erzeugt *ch'i*, wodurch sich das Knochenmark regeneriert.

Im *Nei ching* heißt es: »Aus Bewegung erwächst Feuer. Feuer bedeutet Energie. Aus Stille wächst Wasser. Wasser bedeutet Knochenmark.« T'ai Chi Ch'uan ist Bewegung und Energie; Meditation ist Stille und läßt das Knochenmark wachsen. Beide Disziplinen zusammen verhindern oder heilen Krankheiten.

Meditation

In China wird taoistische Meditation seit Jahrhunderten eingesetzt, um Krankheiten vorzubeugen und sie zu heilen. In den letzten Jahren fangen auch westliche Ärzte an, den therapeutischen Wert der Meditation zu erkennen. Dr. Herbert Benson von der Harvard Medical School sagt in seinem Buch *The Relaxation Response,* daß Meditation (die er »Relaxation Response« nennt) »ein neuer Ansatz in der Behandlung und vielleicht sogar Verhinderung von Krankheiten wie Bluthochdruck ist.«[2] Die wissenschaftlichen Forschungen von Dr. Benson und seinen Kollegen haben gezeigt, daß die regelmäßige Übung von Meditationstechniken den Blutdruck senkt, die Atmung verlangsamt und den Patienten ganz allgemein entspannt. Diese Entspannungsreaktion erlaubt es dem Körper, sich selbst zu heilen. Dr. Benson sagt: »Wir brauchen die Gelegenheit, uns zu entspannen . . . weil sich

---

[2] Herbert Benson, *The Relaxation Response*, Collins, London 1976.

unsere Welt immer schneller verändert. Die Gesellschaft sollte dafür die notwendige Zeit zur Verfügung stellen.«[3]

Das lateinische Wort *medicus* bezeichnet etwas, das heilt. Meditation wird manchmal als Alchemie betrachtet – Vorläuferin der Chemie. Wir wissen, daß unser Körper viele chemische Elemente enthält wie Kohlenstoff, Eisen, Zink und so weiter. Insbesondere die Organe speichern und erzeugen diese Elemente. Jedes Element hat eine andere Funktion – den Aufbau oder die Reparatur der Zellen, die Erzeugung von Sauerstoff oder die Ausscheidung von Giftstoffen aus dem Blut. Entsprechend der chinesischen Medizin gibt es fünf Elemente, welche die fünf Organe repräsentieren: Feuer = Herz; Holz = Leber; Metall = Lunge; Erde = Milz und Magen; Wasser = Niere. Das Behandlungsprinzip von Akupunktur oder anderen Methoden der chinesischen Medizin besteht darin, das Gleichgewicht zwischen den fünf Elementen wieder herzustellen.

Meditation bedeutet, mit Hilfe des Bewußtseins den Atem so zu lenken, daß alle Elemente im Körper zusammengeführt, erhitzt und in ein Elixier verwandelt werden. Dieses Elixier ist die »goldene Pille« oder die »goldene Blume« der Taoisten. Unter modernen wissenschaftlichen Gesichtspunkten ist das Elixier die sexuelle Energie. Das Vorhandensein von sexueller Energie ist für die Gesundheit und das Wohlbefinden des Körpers ausschlaggebend. Wenn die sexuelle Energie hoch ist, dann ist der Körper gesund; ist sie erschöpft, stirbt er.

Das innere Elixier kann durch Meditation und T'ai Chi Ch'uan erzeugt werden. Beide Methoden schaffen mit Hilfe bewußten Atmens Abhilfe bei Beschwerden wie zum Beispiel Rückenschmerzen. Diese sind heute sehr verbreitet. Es gibt eine Schätzung, die besagt, daß 7,5 Millionen Amerikaner darunter leiden. In der Meditation und im T'ai Chi Ch'uan wird der Rücken aufrecht gehalten aber nicht starr; dadurch wird er stark und bleibt locker.

Heutzutage hört man immer wieder, daß Chemikalien schlimme Krankheiten verursachen, ja sogar zum Tode führen. Viele Menschen wurden wegen nuklearer Verseuchung umgesie-

---

[3] Ibid.

delt. Fischgründe sind durch Abwässer der Industrie vergiftet. Die Behörde für Umweltschutz warnt die Öffentlichkeit vor Dioxin. Man hat in Nahrungsmitteln und Gewürzen Konservierungsmittel gefunden, die sehr gefährlich sind. Wenn die Gifte erst einmal vom Körper aufgenommen sind, können sie schlimme Wirkungen haben. Regelmäßiges Üben von Meditation und T'ai Chi Ch'uan kann – durch Anregung der Verdauung – die Ausscheidung dieser schädlichen Stoffe unterstützen.

Sowohl T'ai Chi Ch'uan wie Meditation sollten täglich geübt werden. Wenn Sie aufhören, eine Blume zu gießen, dann wird sie welken.

Die sechs Empfindungen

T'ai Chi Ch'uan und Meditation können auch psychischem Leiden vorbeugen oder es heilen, das durch die sechs Empfindungen oder Gefühle ausgelöst wird. Diese Techniken können dazu dienen, Demut und Gleichmut in sich auszubilden. Wie die folgende Geschichte von Tschuang tse zeigt, kann man durch tiefe Erkenntnis gegenüber dem Leiden indifferent werden und sich dadurch von ihm befreien.

Trauer

> Hu'i Shih ging zu Tschuang tse, dessen Frau gestorben war, um ihm sein Beileid auszudrücken. Er traf Tschuang tse singend und trommelnd an. Gefragt, ob er nicht über den Tod seiner Frau traure, antwortete er, seine Frau ruhe sich im größten aller Zufluchtsorte aus; wäre man darüber furchtbar unglücklich, so hieße das, daß man das Schicksal nicht verstehe.[4]

Menschen, die einen nahen Angehörigen verloren haben, den Ehegatten oder ein Kind, trauern über den Verlust. Wenn sie aus der Trauer nicht herausfinden, kann das zu geistiger oder körperlicher Krankheit führen. Einer meiner Freunde verlor seinen Verstand, als sein Sohn starb. Die Tochter eines anderen Freundes verübte Selbstmord, und er bekam bald darauf Krebs. Beim Tod

---

[4] *Texte of Taoism, Part II. The Writings of Chuang Tzu*, S. 4.

kommt alle Hilfe zu spät. Was verloren ist, bleibt verloren. In der Antwort von Tschuang tse an seinen Freund über den Tod seiner Frau kommt die taoistische Auffassung zum Ausdruck, daß das Leben eine Reise ist, und der Tod Heimkehr bedeutet. Sogar die Konfuzianer glauben, daß der Tod natürlich ist, wie der Schüler des Konfuzius, der den alten Spruch zitiert: »Tod und Leben haben ihr Schicksal.«

Angst

Zwei Schüler von Tschuang tse bekamen Geschwüre an den Ellbogen. Als einer den anderen fragte, ob er Abneigung gegen das Geschwür empfinde, antwortete dieser: »Nein. Warum sollte ich? Das Leben ist eine Leihgabe. Wir leihen es und leben. Ein lebendes Ding ist nichts anderes als Staub und Schmutz. Tod und Leben sind mit Tag und Nacht vergleichbar, und während du und ich Verwandlung beobachteten, hat mich eine Verwandlung erreicht. Warum wollte ich sie ablehnen?«[5]

Dieser Dialog aus den Schriften von Tschuang tse zeigt, daß der Sprecher gegenüber seinem Geschwür indifferent bleibt und keine Angst hat, zu sterben. Es ist sehr wichtig, daß ein Patient keine Angst hat, welche Krankheit er auch haben möge. Eine ausgeglichene Gemütsverfassung ist die beste Voraussetzung, daß der Körper sich selbst heilen kann. Selbst wenn eine Krankheit sehr ernst ist, versucht der Arzt, seinen Patienten optimistisch zu stimmen. Psychologie kann Medikamente oft ersetzen. Im Zweiten Weltkrieg war die ärztliche Versorgung in China sehr schlecht, und häufig gab es für die Schwerverwundeten keine Schmerzmittel. Man entdeckte, daß die Schmerzen aufhörten, wenn den Soldaten ein Plazebo verabreicht wurde.

Begierde

Tschuang tse fischte im Fluß P'u, als zwei Botschafter aus dem Land Ch'u ihn aufforderten, Staatsminister zu werden. Tschuang tse, der keinerlei Verlangen hatte, in Staatsgeschäfte verwickelt zu werden, antwortete: »Ich höre, daß es im Staat Ch'u einen heiligen Schildkrötenpanzer gibt, dessen Träger, die Schildkröte, vor dreitausend Jahren gestorben ist. Und

---

[5] Ibid., S. 5.

gestorben ist. Und ich höre, daß der König, der euch geschickt hat, diesen Panzer in seinem Ahnentempel in einem Schrein aufbewahrt, den er mit einem Tuch bedeckt hält. Was ist besser für die Schildkröte: Zu sterben und ihren Panzer als Gegenstand der Verehrung zurückzulassen? Oder wäre es besser für die Schildkröte gewesen, weiter zu leben und ihren Schwanz durch den Dreck zu ziehen?«[6]

Tschuang tse hatte kein Interesse an der hohen Machtposition, die ihm vom König angeboten wurde. Die meisten Menschen würden jemanden, der eine solche Ehre ausschlägt, für verrückt halten. Wird ihnen plötzlich eine hohe Position angeboten, so freuen sie sich über alle Maßen; wenn sie die Position dann haben, gibt es Druck und Probleme, die sie davon abhalten, etwas daraus zu machen. Eines Tages verlieren sie die Position und werden traurig. Viele Politiker, die aus dem Amt geschieden sind, verfallen körperlich und geistig und sehen zwanzig Jahre älter aus, als sie sind.

Die Begierde kann sich auch auf Reichtum oder Liebe richten. Menschen, die plötzlich reich werden oder sich verlieben, sind überglücklich. Verlieren sie aber ihr Geld oder die Liebe des Geliebten, dann kann sie das in einem Maß zerstören, daß sie auch noch Gesundheit und Verstand verlieren.

Sorge (Spannung)

Wenn ein Betrunkener vom Wagen fällt, tut er sich nicht so weh wie andere Leute. Tschuang tse erklärt das so: »Er weiß weder etwas vom Wagen noch vom Fallen. Jede Sorge um Leben und Tod ist ihm fremd. Deswegen hat er keine Angst davor, mit Dingen zusammenzustoßen.«[7]

Der Betrunkene in der Geschichte war entspannt. Deswegen hat er sich nicht verletzt. Sorge und Verspannung sollten vermieden werden. Laut Tschuang tse hat man keine Angst, wenn man frei von Sorgen ist. Das ist etwas anderes, als wenn man ängstlich versucht, Verletzungen zu vermeiden.

Es gibt eine chinesische Geschichte von einem Jungen, der auf dem Land allein zu Hause war. Die ganze Familie arbeitete weit

---

[6] Da Liu, *T'ai Chi Ch'uan and I Ching*, f S. 8, Harper & Row, New York 1972.

[7] *Texts of Taoism, Part II*, S. 13.

entfernt vom Haus, und der Junge machte ein Feuer, um sich zu wärmen. Plötzlich steckte ein Wolf seinen Kopf durch die zwei Flügel der Schwingtür. Der Junge wußte nicht, daß es ein Wolf war; er glaubte, es sei ein Hund. Er warf ein brennendes Stück Holz nach ihm und sagte: »Ich werde dich verbrennen.« Erschreckt wollte der Wolf vom Feuer wegrennen, aber er klemmte sich seinen Kopf zwischen den Türflügeln ein. Die Nachbarn hörten sein Gejaule und schauten, was los ist. Als sie den Wolf in der Tür stecken sahen, töteten sie ihn. Der Junge war in Sicherheit.

Die Furchtlosigkeit und schnelle Reaktion des Jungen hatten sein Leben gerettet. Den Wolf hingegen kostete seine Angst das Leben. T'ai Chi Ch'uan und Meditation können uns helfen, ruhig, ausgeglichen und klar zu werden.

Ärger

Shih Ch'eng Ch'i machte sich auf, um den Weisen Lao tse zu besuchen. Als er nach einer langen Reise ankam, glaubte er festzustellen, daß Lao tse kein Weiser sei, und beleidigte ihn. Am nächsten Tag kehrte er zurück und wollte seine Beleidigung zurücknehmen. Lao tse antwortete: »Wenn du mich gestern Ochse oder Pferd genannt hättest, dann hätte ich mich selbst Ochse oder Pferd genannt.«

Die westliche Medizin ist der Auffassung, daß Ärger die inneren Organe reizt. Er schadet geistig und körperlich. Wenn zwei Menschen aufeinander ärgerlich werden, dann wollen sie streiten, was dazu führen kann, daß sie sich verletzen, ja sogar töten. Das Christentum lehrt, daß man die linke Backe hinhalten soll, wenn man auf die rechte geschlagen wurde. Wenn man sich nicht ärgert, kann man sich vor vielen äußeren Schwierigkeiten und inneren Verletzungen bewahren. Jeder weiß, daß die Schildkröte sehr lange lebt. Sie wird nicht ärgerlich und kämpft nicht. Selbst wenn sie jemand am Hals zieht, dann zieht sie einfach ihren Kopf ein. Klapperschlangen ärgern sich hingegen sehr leicht und kämpfen gerne. Sie leben nicht lange, und ihr Fleisch enthält oft giftige und krebserzeugende Substanzen.

Glück

Lao tse sagt: »Jetzt genießen sie das Opferfest der Ochsen. Nun besteigen sie die Bühne und feiern das Frühlingsfest. Doch ich allein lasse mich treiben, weiß nicht wer ich bin. Wie ein Neugeborenes, bevor es lernt zu lächeln.[8]

Hier kommt eine Vorstellung von Glück zum Ausdruck, die sich von der westlichen stark unterscheidet. Für den Taoisten bedeutet Gleichmut Glück. Wenn man Gemütsruhe bewahrt und den Körper ausruhen läßt, dann vermeidet man Übererregung und Erschöpfung. Ich habe bemerkt, daß viele Menschen in den Vereinigten Staaten sehr glücklich sind, bevor sie Urlaub machen, aber wenn sie zurückkommen, sind sie oft krank.

Die positive Wirkung der Meditation auf die Psyche

Tschuang tse und Lao tse waren Weise auf der höchsten Stufe. Gewöhnliche Menschen können nicht so leben wie diese Männer der Weisheit. Ihre Ideen können jedoch psychologisch verstanden werden. C. G. Jung schreibt in seiner Einführung zu *Das Geheimnis der goldenen Blüte,* einer alten taoistischen Abhandlung über Meditation: »Sie lagen nicht nur weit jenseits von allem, was der »akademischen« Psychologie bekannt war, sondern sie überschritten auch die Grenzen der medizinischen, rein personalistischen Psychologie.«[9]

Die American Psychiatric Association erkennt den therapeutischen Wert der Meditation. 1977 setzte sie eine Forschungskommission ein, die zu dem Ergebnis kam, daß Meditation »ein nützliches Verfahren ist, um ein Gefühl innerer Ruhe herbeizuführen und manchmal Streß und Angst zu beheben«.[10] Die Kommission äußerte auch eine Warnung. Sie beschrieb den »desorganisierten Zustand während der Praxis der Meditation, der von bereits gestörten Menschen negativ erfahren werden könnte«. Es ist wahr, daß viele Menschen, die Meditation praktizieren, in Illusionen geraten, die zu geistigen Problemen führen können. Das liegt

---

[8] *Tao Te Ching,* Tao Te Ching, übers. von Ch'u Ta-Kao, S. 30. Weiser, New York. Deutsch: *Tao Te King,* Eine neue Bearbeitung von Gia-Fu Feng & Jane English, Abschnitt 20. Hugendubel Verlag, München 1978.

[9] C. G. Jung in: *Das Geheimnis der goldenen Blüte,* S. VII.

[10] *American Journal of Psychiatry* 134, Juni 1977:720.

daran, daß in vielen Meditationsschulen zu großer Wert auf spirituelle Ideen gelegt wird, wie zum Beispiel Reinkarnation. Taoistische Meditation stellt jedoch bei der Umwandlung der sexuellen Energie in Atem- oder Lebenskraft und schließlich in Geist ein Gleichgewicht zwischen Körper und Geist her.

Bei der Praxis der Meditation ist Vorsicht geboten. Der Bruder einer meiner Studenten praktizierte sehr ernsthaft indische Meditation. Er wurde geisteskrank und kam in eine Anstalt. Nachdem sich sein Zustand gebessert hatte, reiste er nach Indien, mußte aber nach Hause zurückgebracht werden und kam wieder in die Anstalt. Dort ist er nun seit zwanzig Jahren. Der frühere SALT-Beauftragte von China, Dr. Chu, war sehr eifrig in seiner Meditationspraxis, obwohl er schon über achtzig war. Als er einmal meditierte, litt er unter Sauerstoffmangel und mußte von zwei Leuten aufgerichtet und bewegt werden, bevor er wieder zu Atem kam. T'ai Chi Ch'uan und taoistische Meditation legen großen Wert auf Gleichgewicht und das rechte Maß. Man sollte langsam mit der Meditationspraxis beginnen und Schritt für Schritt fortschreiten, um körperliche und geistige Probleme zu vermeiden.

KAPITEL VIERZEHN

Fragen und Antworten

FRAGE: Man sagt, T'ai Chi Ch'uan sei eine »innere Übung«, während zum Beispiel Shao Lin eine »äußere Übung« sei. Könnten Sie den Unterschied erklären?

ANTWORT: Es gibt verschiedene Gründe für die Unterscheidung nach inneren und äußeren Übungen. So wie der Taoismus und der Konfuzianismus ist auch die Philosophie des T'ai Chi Ch'uan in China entstanden. Shao Lin ist der Name eines buddhistischen Tempels in der Honan Provinz von China, aber der Erfinder der Übung war der indische Mönch Ta Mo. Wie Shao Lin besteht T'ai Chi Ch'uan aus eine Reihe von Körperbewegungen. Äußere Übungen zielen jedoch darauf, die Muskeln zu stärken, während die T'ai Chi Ch'uan-Bewegungen mit Hilfe des Bewußtseins den Atem und den Blutkreislauf lenken, um auf die Lebenskraft und den Geist zu wirken. T'ai Chi Ch'uan-Bewegungen unterstützen die Funktion der Organe, sie verbessern nicht nur die Konstitution. Dem Übenden kommt es darauf an, inneren Frieden zu entwickeln, und nicht auf Darbietungen, die ihm Applaus und Anerkennung von anderen eintragen. Vor langer Zeit bemerkte Konfuzius: »Früher lernten die Menschen um ihrer selbst willen; heute lernen sie, um bewundert zu werden.« Im T'ai Chi Ch'uan werden Bewußtsein, Atmung und Bewegung koordiniert, um das Ziel der Meditation zu erlangen – Gesundheit und langes Leben.

Die Übungen sollten an einem ruhigen Ort ausgeführt werden und in einer friedlichen inneren Verfassung, also atmen wie bei der Meditation. Die Bewegungen mit ruhiger Konzentration korrekt zu vollziehen und sie gut mit dem Atem zu koordinieren (einatmen, Atem anhalten, ausatmen), ist schwieriger als die Meditation im Sitzen. Wenn alle Elemente richtig verbunden werden, dann gelangt man mit T'ai Chi Ch'uan schneller zu Ergebnissen als mit der Meditation im Sitzen.

FRAGE: Wie übt man T'ai Chi Ch'uan als eine Form der Meditation in Bewegung?

ANTWORT: Sie sollten die Meditation mit einigen Atemübungen im Stehen beginnen. Später können Sie verschiedene Bewegungsformen damit verbinden. Üben Sie zuerst »einatmen, Atem anhalten, ausatmen«, so wie es im Kapitel »Meditation im Stehen« beschrieben wurde. Als nächstes üben Sie die Eingangsbewegungen des T'ai Chi Ch'uan: »Stoßen«, »Zurückziehen«, »Nach vorne drücken« und »Peitsche«. Atmen Sie beim »Stoßen« ein, halten Sie den Atem an, wenn die Hände die Höhe des Kinns erreicht haben, und atmen Sie beim »Zurückziehen« aus. Beim »Nach vorne drücken« atmen Sie solange ein, bis die Hand ihre Bewegung zu 90 Prozent vollendet hat. Halten Sie den Atem an. Wenn die Hände sich öffnen und Sie Ihr Gewicht nach hinten verlagern, so, »als würden Sie sitzen«, atmen Sie aus. Bei »Peitsche« atmen Sie wieder ein, bis die Bewegung vollendet ist. Das ist traditionelle Praxis wie das Lernen in alter Zeit. Aus diesen Gründen ist T'ai Chi Ch'uan eine »innere« Übung.

FRAGE: Wenn man lange T'ai Chi Ch'uan übt, dann gehen oft Winde ab und man muß rülpsen. Manche halten das für gut, andere nicht. Wer hat recht?

ANTWORT: Beide. Der Magen und der Darm sind Organe, die vom Willen unabhängig sind. Durch körperliche Übungen, und seien es noch so viele, kann man sie nicht zwingen, sich zu bewegen. Wenn die T'ai Chi Ch'uan-Bewegungen aber korrekt ausgeführt werden und das *ch'i* mit Hilfe des Bewußtseins in den Unterleib gelenkt wird, dann kann das zum Ausdehnen und Zusammenziehen der Organe führen. Wenn man frische Luft einatmet und verbrauchte Luft aus, dann führt man den Organen reinigendes Blut und Lebenskraft zu. Als Ergebnis werden die Verdauung und die Ausscheidung angeregt. Wie die Abgase beim Auto bilden sich auch beim Verdauungsprozeß Gase. Da der Körper durch Blähungen und Rülpsen Unreinheiten ausscheidet, sind diese Vorgänge gesund und gut, allerdings nicht schicklich in der Öffentlichkeit.

Auf einer fortgeschrittenen Stufe sind die Bewegungen schon besser mit der Atmung und dem Bewußtsein koordiniert und im

Unterleib zentriert. Rülpsen kann man vermeiden, wenn man das *ch'i* mit Hilfe des Bewußtseins ins *tan-t'ien* hinabsinken läßt. Ziehen Sie die Schließmuskeln am After zusammen, so daß kein Gas entweichen kann. Die Luft kann so als Energie im Körper gehalten werden. Das ist ein Phänomen fortgeschrittener Meditationspraxis.

FRAGE: Was ist die richtige Methode, um die Luft im *tan-t'ien* zu halten?

ANTWORT: Die Methode heißt *shou-chiao*. *Shou* bedeutet »halten« oder »aufbewahren«; *chiao* heißt »Höhle« oder »Zentrum«. Es gibt viele Höhlen oder Zentren im Körper, so wie das *ni-wan* am Scheitel, das *ming-t'ang* etwas oberhalb der Augen, das *t'an-chung* am Solarplexus und das *tan-t'ien* unterhalb des Nabels.

Atmen Sie durch die Nase ein, etwa 70 bis 80 Prozent Ihres Volumens. Lenken Sie das *ch'i* mit dem Bewußtsein in den Unterleib, halten Sie es dort, und atmen Sie dann aus. In einem vorhergehenden Kapitel wurde diese Methode als eine Form des meditativen Stehens beschrieben. Durch kurzes Üben kann so Energie angesammelt werden. Durch langes Üben kann man mit dieser Atemtechnik genügend Wärme erzeugen, um das Elixier hervorzubringen. Sie werden das Elixier im Bauch spüren wie etwas Festes von der Größe einer Erdnuß oder etwas größer. Im Laufe der Zeit kann das Elixier wie ein Hitzestrom andere Körperteile erreichen. Durch eine derartige Erhöhung der Lebenskraft können viele Krankheiten geheilt oder vermieden werden.

FRAGE: Warum wird T'ai Chi Ch'uan »Meditation in Bewegung« genannt?

ANTWORT: Die Form des T'ai Chi Ch'uan ist wie Meditation. Der Körper ist aufrecht und die Gemütsverfassung ruhig. Das *ch'i* und das Schwitzen werden von der Umgebung beeinflußt und von unserem geistigen und körperlichen Zustand. Der Meister schwitzt kaum, weil Geist und Körper ruhig und entspannt sind. Selbst die äußeren Bewegungen stören seinen inneren Frieden nicht, weil die Gliedmaßen nicht durch körperliche Stärke sondern durch das *ch'i* bewegt werden. Das ist eine hohe Stufe des T'ai Chi Ch'uan.

FRAGE: Wenn ich meditiere, dann schwitze ich immer, unabhängig von der Raumtemperatur oder der Jahreszeit. Manchmal schwitze ich sehr stark. Ist das gut oder nicht?

ANTWORT: Meditation erfordert, daß man still sitzt. Obwohl der Körper bewegungslos ist, schwitzt man, wenn man im Innern Hitze erzeugt. In der taoistischen Terminologie wird die Hitze, die vom *ch'i* im *tan-t'ien* erzeugt wird, »Feuer« genannt.[1] Um die sexuelle Energie und die innere *ch'i*-Kraft zu verfeinern, ist viel Hitze notwendig. Wenn die Hitze nicht stark genug ist, dann sollte man die Atmung wie einen Blasebalg benutzen, der das Feuer anfacht, so stark, daß es »Eisen schmelzen« kann. Durch das »Schmelzen« der sexuellen Essenz entsteht Lebenskraft und aus dieser das Elixier.

Schwitzen schadet nicht. Manche Meditationsschulen legen großen Wert auf das Schwitzen, weil es der Gesundheit zuträglich ist, Giftstoffe ausscheidet und für die Meditation notwendig ist. Bevor Sie meditieren, sollten Sie sich jedoch vor Zugluft und Kälte schützen. Achten Sie darauf, daß der Raum sauber ist. Öffnen Sie das Fenster ein wenig, so daß der Raum gut belüftet ist, aber nicht so sehr, daß der Wind hinein blasen kann. Die Raumtemperatur sollte nicht über 20 Grad und nicht weniger als 10 Grad betragen. Reiben Sie sich nach der Meditation mit einem Handtuch trocken und warten Sie ein wenig, bevor Sie hinaus gehen, damit Sie sich nicht erkälten.

FRAGE: Es erscheint geheimnisvoll, daß während der Meditation Atem und Bewußtsein im Körper Hitze erzeugen können. Können Sie das erklären?

ANTWORT: Die Anatomie hat gezeigt, daß das Gehirn zwei Teile hat – einen, der Botschaften vom ganzen Körper empfängt, und einen, der die Aktivität des Körpers steuert. Viele Emotionen führen zu körperlichen Reaktionen. Wenn Sie sich zum Beispiel schuldig fühlen oder sich ärgern, dann wird Ihr Körper wärmer; wenn Sie Angst haben, zittern Sie vor Kälte. Wenn Sie sich schämen, wird das Gesicht rot; wenn Sie sich fürchten, wird es weiß.

---

[1] Siehe auch Lu K'uan, *Taoist Yoga*, S. 41–61.

Durch geistige Aktivität während der Meditation kann im Körper Wärme erzeugt werden. Die Nervenfasern laden sich elektrisch auf, wenn sie durch das Bewußtsein und das *ch'i* stimuliert werden. (Siehe Abbildung)

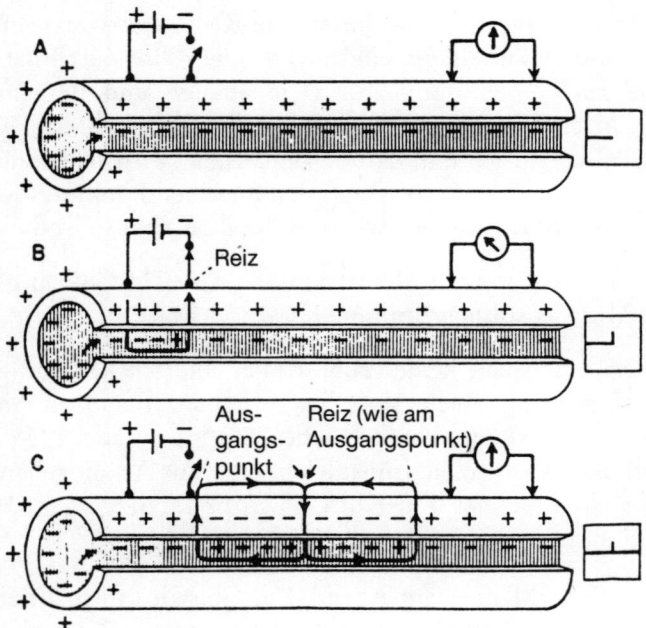

Der anfängliche Wechsel des elektrischen Potentials in einer Nervenfaser

Wissenschaftlich gesprochen wird durch Konzentration oder die Ausrichtung des Bewußtseins auf einen bestimmten Punkt das Nervensystem dieses Bereichs stimuliert. Die moderne Neurolgie betrachtet Nervenfasern als Röhren, die normalerweise auf der Außenseite eine positive elektrische Ladung aufweisen. Durch die Ausübung eines Reizes kann sich die Ladung in einem kleinen Bereich umgekehren.

Quelle: Chang Chung-yuan, *Creativity and Taoism*. Julia Press, Inc. New York 1963. Deutsch: Tao, Zen und schöpferische Kraft. Diederichs Verlag, Köln 1987.

FRAGE: In der Meditation und im T'ai Chi Ch'uan lenkt der Übende die Energie durch das Rückenmark zum Scheitel. Dieser ganze Bereich besteht aber zum größten Teil aus Knochen. Wie kann die Lebenskraft bis zum Kopf aufsteigen?

ANTWORT: Wie ich schon sagte, wird die Lebenskraft im Unterleib bei der Meditation oder beim T'ai Chi Ch'uan brennend heiß. Dadurch verwandeln sich die sexuelle Essenz und andere Chemikalien in *ch'i,* Lebenskraft. Das Bewußtsein lenkt diese innere Kraft durch den Körper wie Elektrizität. Wenn sie das Steißbein erreicht, kann sie durch eine Reihe von winzigen Öffnungen in die Wirbelsäule eindringen. Die Reise durch die Wirbelsäule nach oben durchläuft viele Stadien und braucht viel Übung. Nach Jahren der Übung kann das *ch'i* allmählich Wirbel für Wirbel aufsteigen und darüber hinaus. So wird schließlich die Bahn frei, auf der die Lebenskraft den höchsten Punkt des Kopfes erreichen kann. Das ist eine schwere Aufgabe, aber es ist möglich.

FRAGE: Ich will sowohl Meditation wie T'ai Chi Ch'uan praktizieren. Mit was soll ich beginnen?

ANTWORT: Es spielt keine große Rolle, aber ich kann aufgrund meiner Erfahrung einen Vorschlag machen. Beginnen Sie am Morgen mit Meditation und machen Sie kurz danach T'ai Chi Ch'uan; dann können Sie frühstücken oder zur Arbeit gehen. Am Abend sollten Sie erst T'ai Chi Ch'uan praktizieren gefolgt von Meditation, bevor Sie zu Bett gehen.

FRAGE: Wenn Männer am Abend T'ai Chi Ch'uan praktizieren, kann es zu einer Ejakulation im Schlaf kommen. Warum ist das so, und wie kann man es verhindern?

ANTWORT: Eine Ursache für unwillkürliche Ejakulationen ist körperliche Überanstrengung. Wenn ein Mann T'ai Chi Ch'uan zu heftig praktiziert, dann wird der Hoden stimuliert und Sperma im Schlaf ausgestoßen. Aber auch zu große geistige Erregung während des Übens kann diese Folge haben. Schließlich sind manche Männer so erschöpft von der Arbeit, daß sie so tief schlafen, daß sie sich nicht beherrschen können.

Es ist aber durchaus möglich, den nächtlichen Samenerguß zu verhindern, auch wenn man am Abend noch T'ai Chi Ch'uan geübt hat. Wie Meditation sollten die Bewegungen sanft, ruhig und entspannt ausgeführt werden. Wenn jemand übermüdet ist, dann sollte er sich vor dem Üben zuerst ausruhen und nur wenige Bewegungsfolgen ausführen.

FRAGE: Ab und zu wird meine Konzentration bei der Meditation oder beim T'ai Chi Ch'uan durch erotische Gedanken gestört. Wie kann ich das vermeiden?

ANTWORT: Im Kapitel »Meditation im Sitzen« habe ich die Methoden beschrieben, wie man das Bewußtsein von Gedanken freihalten kann. Für Anfänger ist es jedoch schwer, ohne ablenkende Gedanken zu meditieren oder T'ai Chi Ch'uan zu üben. Wenn ein Mann oder eine Frau in der Meditation durch Gedanken sexuell erregt wird, dann kann dem durch schnelles Atmen – durch den Mund stärker ausatmen als einatmen – abgeholfen werden.

FRAGE: Einige Yogaschulen lassen sexuellen Kontakt zwischen Männern und Frauen zu. Ich habe jedoch gehört, daß taoistische Meditationslehrer die sexuelle Aktivität von Paaren einschränken. Würden Sie dazu etwas sagen?

ANTWORT: Es gibt zu dieser Frage zwei Richtungen unter den Taoisten. Die eine glaubt, daß es am besten ist, das Sperma im Körper anzusammeln und diese Substanz so zu reinigen, daß sie zur inneren Kraft des *ch'i* wird. In seiner reinsten Form wird das *ch'i* zu Geist, der sich in der Folge in Nichts auflöst und dann wieder in Sperma verwandelt. Wenn dieses Verfahren jahrelang wiederholt wird, dann verdickt sich das Sperma zum Elixier.

Die andere taoistische Schule betrachtet Mann und Frau als Verkörperungen von Yin und Yang. Als solche sind sie für einander unentbehrlich, um die Ziele der Meditation zu erreichen. Zur Rechtfertigung dieser Ansicht verfaßte Sun Pu Erh, die Frau des Ma Tan Yang, folgende Zeilen:

Auf der Reise zum Peng-Tao[2] braucht man Gesellschaft. Wenn man alleine reist, kann man den Gipfel nicht erreichen. Zu glauben, daß man den Weg der Meditation allein beschreiten müsse, ist so, als wollte man einen Fluß ohne eine Fähre überqueren.[3]

Ma Tan Yang und seine Frau machten von dieser Methode Gebrauch, um Unsterblichkeit zu erlangen. Das Paar zählt zu den Sieben erleuchteten Meistern, und die Regierung verlieh der Frau

---

2 Peng-tao ist der mythologische Berg der Unsterblichkeit.
3 Sun Pu Erh, *Book of Meditation for the Female*. Taiwan. In chinesischer Sprache.

für ihren Grad der Vervollkommnung eine Auszeichnung. Es muß jedoch betont werden, daß bei der Meditationsmethode, die den sexuellen Kontakt zwischen Eheleuten zuläßt, der Höhepunkt vermieden werden muß. Der Mann darf nicht ejakulieren, damit das Sperma als verfeinerte Energie zum Gehirn aufsteigen kann.[4]

Ein Zweig dieser Schule erlaubt ihren Anhängern, Kinder zu haben. Von dem bereits erwähnten Li Ch'ing Yuen, der 250 Jahre lang gelebt haben soll, heißt es, er habe vierzehn mal geheiratet. Der 96jährige General Yang-shen ist ein lebendes Beispiel, denn er hat dutzende von Frauen gehabt und mehr als fünfzig Kinder gezeugt. Man muß jedoch einräumen, daß ein besonderes Training notwendig ist, um sexuelle Aktivität mit den bewährten Meditationsmethoden zu verbinden.

FRAGE: In vielen taoistischen Büchern ist von erleuchteten Meistern die Rede, die ihr Leben lang ohne Nahrung ausgekommen sind. Wie machen sie das?

ANTWORT: Wenn der taoistische Meister die höchste Stufe der Erleuchtung erlangt hat, dann hat er genug Energie, um ohne Essen und ohne Hunger zu leben. Wie die moderne Wissenschaft festgestellt hat, ist das Atom sehr klein, kann aber ungeheure Kraft freisetzen. Zum Beispiel können U-Boote mit Atomenergie sehr lange fahren. So kann auch der menschliche Körper sehr lange ohne oder fast ohne Nahrung auskommen. Fasten macht den Körper in der Tat leichter und kann zu Langlebigkeit und Unsterblichkeit führen.

Gerontologen sagen, daß alte Menschen nicht nur sterben, weil sie krank sind, sondern auch wegen der Art der Nahrungsmittel, die sie zu sich nehmen. So verhärten sich zum Beispiel durch das Kalzium in der Milch die Blutgefäße von älteren Menschen. Qualitativ minderwertige Nahrungsmittel fördern Krankheiten und beschleunigen das Altern. Wenn man weniger oder gar nichts davon ißt, dann erhält man die Gesundheit und Jugendlichkeit länger.

In vielen Büchern steht, daß Taoisten gerne Datteln, Piniensamen und bestimmte Kräuter zu sich nehmen, wie Ginseng. Sun Pu Erh empfiehlt eine knappe Diät aus rohen Nahrungsmitteln und Luft:

---

[4] Siehe Needham, *Science and Civilization in China*, S. 146–152.

Genährt von Luft und von Geist erfüllt
Fühlst du dich kühl und rein im Innern.
Du vergißt alles Äußere und fühlst dich leer und leicht.
Am Morgen iß rohe Kartoffel, am Abend den magischen Pilz:
Mit gekochter Nahrung kannst du Unsterblichkeit nicht erlangen.[5]

Nimm frische Luft zu dir anstatt Nahrung. Frische Luft soll viele gute Elemente enthalten. Trinke Tau und Sonnenstrahlen[6], um deine Abhängigkeit von irdischer Nahrung zu mindern. Die richtige Methode des Luftschluckens wurde bereits beschrieben.

FRAGE: Ich habe so viel darüber gehört, daß Taoisten unsterblich werden. Wie machen sie das?

ANTWORT: Unsterblichkeit erlangt man durch verschiedene Disziplinen – dazu gehören Beherrschung des Atems, der Körpertemperatur und der Gesundheit. Wie schon gesagt, machen wir Atemübungen, um den Atem zu beherrschen. Eine verbreitete Todesursache sind Funktionsstörungen der Atmung. Erleuchtete buddhistische oder taoistische Meister entwickeln so große innere Ruhe, daß sie tagelang nicht zu atmen brauchen. Hinzu kommt die Meisterschaft über Hitze und Kälte. Ich habe schon erklärt, wie der Meditierende in seinem Körper Wärme erzeugt: selbst wenn er ganz ruhig sitzt, fängt er an zu schwitzen. Auf der anderen Seite kann durch ruhiges Üben von T'ai Chi Ch'uan Schwitzen vermieden werden. Wenn man Meisterschaft über die Körpertemperatur erlangt hat, dann kann man das ganze Jahr lang die gleichen Kleider tragen. In den zwanziger Jahren konnte ich das an Wong Chin Tza in Beijing beobachten, der selbst im Winter Leinenkleider trug. Taoisten beugen mit Hilfe von Meditation und T'ai Chi Ch'uan Krankheiten vor. Obwohl ich selbst Erleuchtung noch nicht erlangt habe, war ich doch immer gesund. Ich habe noch keinen einzigen Tag im Krankenhaus verbracht und mußte mich nie einer Operation unterziehen.

Auf der höchsten Stufe der Erleuchtung haben taoistische Meister sogar die Herrschaft über Leben und Tod. Sie können so lange leben, wie sie wollen, und wenn sie sich entschließen, zu

---

[5] *Book of Meditation for the Female.*
[6] Needham zitiert die Übung »Die Sonnenstrahlen tragen«, in: *Science and Civilization in China,* S. 145.

sterben, dann können sie ihrem Geist befehlen, den Körper zu verlassen. In einer Anekdote von Chao Pi Ch'en wird deutlich, wie sich der Geist vom Körper trennen kann. Er erzählt, wie sein Bruder, der erleuchtete Meister Kuei I Tsu, in einem Zimmer saß, während sein Geist auf die Straße ging, um eine Gurke zu kaufen.[7] Ein anderes Beispiel ist Hui Meng (638–714 n. Chr.), der sechste und letzte buddhistische Ch'an (Zen)-Patriarch, der während der T'ang-Dynastie lebte. Sein Körper befindet sich heute in dem buddhistischen Kloster Nan Wah in Guangtung in der Provinz Kanton und ist immer noch lebendig, obwohl ihn sein Geist seit mehr als tausend Jahren verlassen hat. 1976 berichtete das *World Journal* über einen Mönch aus Taipei, der vor achtzig Jahren gestorben ist, dessen Körper aber immer noch existiert, und dessen Haare und Fingernägel noch wachsen.

FRAGE: Ich kenne Leute, die Meditation und T'ai Chi Ch'uan praktizieren, aber ich habe noch nie jemanden gesehen, der Langlebigkeit oder Unsterblichkeit erlangt hat. Warum ist das so?

ANTWORT: Ein chinesisches Sprichwort sagt: »Jene, die Meditation und T'ai Chi Ch'uan praktizieren, sind so zahlreich wie die Haare einer Kuh; aber jene, die Erleuchtung und Unsterblichkeit erlangen, sind selten wie die Hörner einer Kuh.« Mit anderen Worten: Von Millionen von Menschen erreichen nur ein oder zwei das Ziel.

Um Erleuchtung und Unsterblichkeit zu erlangen, müssen vier Bedingungen gegeben sein: Wissen, Geld, ein Beschützer und ein ruhiger Platz zum Meditieren. 1. Sie sollten von einem erleuchteten Meister die richtige Lehre empfangen. Oft geben Menschen Techniken der Meditation und des T'ai Chi Ch'uan weiter, denen selbst die grundlegende Lehre fehlt. Wie sollten sie Ihnen den richtigen Weg zur Erleuchtung weisen können? Anstatt sich damit zufriedenzugeben, daß »der Einäugige den Blinden führt«, sollten Sie weder Zeit noch Mühe scheuen, einen erleuchteten Meister zu finden. 2. Geld ist auch wichtig. Wenn Sie wirklich Erleuchtung erlangen wollen, dann müssen Sie viele Jahre lang Tag für Tag meditieren. Probleme des Lebensunterhalts dürfen

---

[7] Lu K'uan Yu, *Taoist Yoga*.

Sie nicht davon ablenken. Sie müssen finanziell unabhängig sein, um sich Ihrem Ziel voll und ganz widmen zu können. 3. Auch ein Begleiter oder Beschützer ist notwendig – jemand, der Ihnen die Alltagspflichten abnimmt, wie Essen kochen, Putzen und so weiter. Wenn man in der Meditation die höchste Stufe der Erleuchtung erlangt hat, dann kann der Geist den Körper verlassen. An diesem Punkt brauchen Sie unbedingt einen Beschützer, denn der Körper wird so tief schlafen, daß man denken könnte, Sie wären tot.[8] Der Körper muß vor allem beschützt werden, was ihm schaden könnte – Zugluft, Wetterveränderung, ja sogar vor der Gefahr, beerdigt zu werden. 4. Schließlich ist auch der Ort, an dem Sie meditieren, wichtig. Um wirklich Erfolg zu haben, brauchen Sie einen ruhigen und friedlichen Platz, ähnlich einem buddhistischen oder taoistischen Kloster, am besten auf dem Land, wo kein Lärm ist und viel Vegetation. Weitere Einzelheiten zu diesem Punkt sind im Kapitel »Meditation im Sitzen« angegeben.

FRAGE: Sind diese vier Bedingungen hinreichend, um Unsterblichkeit zu erlangen? Wenn ja, dann müßten die Reichen und Mächtigen, wie der sagenhafte Kaiser Ch'in Hwang Ti, leicht Unsterblichkeit erlangen, aber das scheint nicht der Fall zu sein. Warum nicht?

ANTWORT: Kaiser Ch'in Shih war wirklich ein machtvoller Herrscher. In den Jahren seiner Herrschaft von 246 bis 212 v. Chr. einigte er China und häufte großen Reichtum an. Der Kaiser beauftragte viele Taoisten, das Elixier zu finden, das ihm ewiges Leben würde schenken können, aber ohne Erfolg. Die vier Bedingungen, die ich genannt habe, waren zwar gegeben – taoistische Meister, Geld, Beschützer und erhabene Tempel zur Meditation. Aber das sind nur äußerliche Bedingungen. Er war nicht fähig, die inneren Bedingungen zu schaffen, nämlich absolute Ruhe und Gelassenheit, Freiheit von Gedanken, Emotionen und Begierden. Sowohl die Buddhisten wie die Taoisten sagen, daß man von den sechs Empfindungen frei werden muß – Liebe, Haß, Ausgelassenheit, Ärger, Freude, Trauer – und sie durch Nicht-denken, Nicht-sein, Nicht-wollen ersetzen soll. Ch'in Shih

---

[8] Siehe *Taoist Yoga*, S. 160–173.

Hwang Ti war zu sehr von Ehrgeiz und Machtstreben besessen, um den Frieden in sich zu finden, der zur Erlangung der Unsterblichkeit notwendig ist.

Hohe Beamte in vielen Dynastien haben sich aus ihren Ämtern und der Gesellschaft zurückgezogen, um unsterblich zu werden. Ein solcher Fall ist der militärische und politische Stratege Chang Liang. 200 v. Chr. half er Liu Pang die Ch'in-Dynastie zu stürzen und zum ersten Kaiser der Han-Dynastie zu werden. Chang Liang schlug das ehrenvolle Amt des ersten Ministers aus. Statt dessen zog er sich von der Regierung zurück, ging in die Berge und strebte als Eremit nach Unsterblichkeit.

Toyo & Petra Kobayashi

T'ai Chi Ch'uan
Ein Handbuch zum Selbststudium
138 Seiten mit Schautafel, Paperback

Die Übungen, die in diesem Buch beschrieben werden, gehören zum Yangstil. Der Yangstil ist der am weitesten verbreitete und populärste Stil des T'ai Chi Ch'uan. Bei ihm liegt besonderes Gewicht auf dem gesundheitlichen und meditativen Aspekt. Um im Rahmen dieses Buches möglichst genau und ausführlich sein zu können, beschränkt sich der praktische Teil auf die Wiedergabe des ersten Drittels einer Kurzform des Yangstils. Dieser erste Teil ist eine gute und ausreichende Grundlage, um sich in das T'ai Chi Ch'uan einzuarbeiten.

Aufgrund der Erfahrung, die die Autoren beim Unterricht von T'ai Chi Ch'uan gewonnen haben, bemühen sie sich, der Situation des Anfängers gerecht zu werden, und so wenig wie möglich als selbstverständlich vorauszusetzen.

Heinz Patt

Aikido
Dynamik und Harmonie
208 Seiten mit vielen Abbildungen, Pappband

In wenigen sehr konzentrierten Texten und Abbildungen vermittelt dieses Buch elementare Kenntnisse von Begriffen, Techniken und Übungen, von Prinzipien und der Geschichte dieser Kampfkunst.

Heinrich Hugendubel Verlag

Petra Kobayashi

Der Weg des T'ai Chi Ch'uan

Geistiger Hintergrund und taoistische Praktiken

167 Seiten mit vielen Abbildungen, Kalligraphien und Fotos
Pappband

Der Schwerpunkt dieses Buches liegt in der Darstellung des meditativen und geistigen T'ai Chi Ch'uan. Ausführlich beschrieben werden unter anderem:

Taoistische Meditationspraktiken (z. B. Öffnung der Himmlischen Kreisläufe), die beim T'ai Chi Ch'uan zur Anwendung kommen; die Bedeutung der Atmung für die Meditation; die Anregung der inneren Energieprozesse aufgrund besonderer Gestaltung und Ausführung der T'ai Chi-Übungen und die hieraus resultierende Harmonisierung des Menschen.

Toyo und Petra Kobayashi

T'ai Chi Ch'uan

Einswerden mit dem Tao

188 Seiten mit zahlreichen Fotos
und Zeichnungen, Paperback

T'ai Chi Ch'uan ist nicht nur eine ganzheitliche Gesundheitsübung, Heilgymnastik, Entspannungs- und Atemübung; es leitet auch die spirituelle Entwicklung des Menschen in die Wege und führt zu Erleuchtungserfahrungen.

Heinrich Hugendubel Verlag